从小吃到大的儿童营养饮食书

刘丹——著

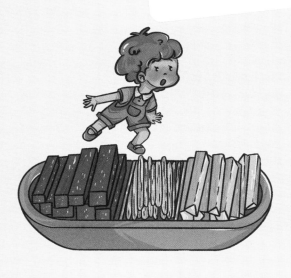

中国妇女出版社

图书在版编目（CIP）数据

从小吃到大的儿童营养饮食书 / 刘丹著. —— 北京：
中国妇女出版社，2024.12. —— ISBN 978-7-5127-2403-7

Ⅰ．R153.2

中国国家版本馆CIP数据核字第2024GT0064号

责任编辑：陈经慧
封面设计：末末美书
责任印制：李志国

出版发行：中国妇女出版社
地　　址：北京市东城区史家胡同甲24号　　邮政编码：100010
电　　话：（010）65133160（发行部）　　65133161（邮购）
网　　址：www.womenbooks.cn
邮　　箱：zgfncbs@womenbooks.cn
法律顾问：北京市道可特律师事务所
经　　销：各地新华书店
印　　刷：北京中科印刷有限公司

开　　本：165mm×235mm　1/16
印　　张：14.75
字　　数：200千字
版　　次：2024年12月第1版　　2024年12月第1次印刷
定　　价：59.80元

如有印装错误，请与发行部联系

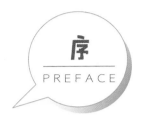

序
PREFACE

儿童的生长发育和身体健康都离不开充足而合理的营养，儿童的身材高矮胖瘦、免疫力强弱、视力好坏，以及是否会发生贫血、过敏和感染等常见疾病，都与饮食营养有关。另外，儿童对自身健康和科学饮食又缺乏必要的认知，还很容易被口味、广告和同伴等外在因素诱导养成不良饮食习惯。因此，家长、学校和国家层面都很重视儿童的饮食营养，有关管理部门及很多学术机构推出了针对儿童饮食的指南、标准和规范。我因为长期从事临床营养、营养教学和营养科普工作，所以对这些指南、标准、规范和儿童营养相关的知识有较多的了解。我了解得越多，就越觉得做好孩子的饮食营养工作并不容易。

与此同时，我目前也是一位 11 岁男孩的家长，从家长的角度出发，并结合我所了解和掌握的饮食营养知识技能，我认为在家庭饮食中对儿童特别重要的关键点有以下三个。

第一，不挑食不偏食、食物多样化是基础，但也只是基础，还应该知道哪些食物是健康的或推荐食用的（比如奶类、全谷物、新鲜蔬菜、水果和肉类等），以及哪些食物是不健康的，只能少吃或不吃（比如油炸食品、甜食或点心、腌制食物、饮料等）。这就要求家长和孩子了解健康饮食的基本要求，以及各类食物大致的营养特点。

第二，面面俱到、完全遵从健康饮食要求不太现实，但应该让孩子掌握大致的营养"格局"，即正餐应该包括主食（粗细搭配）、蛋白质食物（鱼肉蛋奶和大豆制品等）、蔬菜（推荐深色蔬菜）和其他补充性食材（比如水果、坚果或者自己偏好的食材）。每到进餐时，应主动、自觉地摄入这四大类食物，力争营养均衡。

第三，要把科学饮食作为健康生活的一部分，养成好习惯。饮食和运动、睡眠、压力等因素对孩子的生长发育和身体健康有着重大影响，所以要让孩子养成良好的饮食习惯、运动习惯、睡眠习惯和缓解心理压力的习惯。这些习惯不仅影响孩子当下，还会影响孩子一生健康。

本书针对上述三个关键方面进行了深入探讨，还解答了家长普遍关心的饮食问题——孩子吃什么、吃多少。作者有丰富的实践经验，可供读者参考。

王兴国

大连市中心医院营养科主任

2024 年 7 月

自 序
PREFACE

随着人们生活水平的日渐提高，儿童青少年的营养健康问题逐渐成为每个家庭关注的焦点。家长对孩子的饮食健康越来越重视，但同时也面临着更多的困惑和挑战。

作为家长，我们希望给孩子更多、更好的饮食选择，希望孩子能够吃得既营养又健康，但到头来却发现孩子并没有自己想象中养得那么好，肥胖或营养不良的孩子在我们身边比比皆是。特别是 6 ~ 17 岁的学龄儿童，他们正处在身体发育和学习成长的关键时期，这一阶段的营养状况不仅影响着他们当下的身体状态、学习精力，还对他们未来的健康有着深远的影响，吃好、吃对一日三餐，对他们来说不可小觑。

本书旨在为广大学龄儿童家长和孩子提供专业、实用的营养饮食指导。例如，如何吃好早餐，为新的一天开启能量之门；如何正确看待零食、科学选择零食，让孩子们在享受美味的同时补充营养；减肥也并非单纯地饿肚子，而是要通过合理饮食与运动相结合，让孩子在健康的前提下保持良好的体态；在面对考生这一特殊群体时，家长如何为孩子提供合适的饮食，为孩子的备考之路提供有力的支持，等等。

　　希望这本书能成为各位家长和孩子在营养饮食道路上的贴心伙伴，帮助孩子们养成良好的饮食习惯，吃出健康体魄，茁壮成长，让孩子们拥有快乐的童年和健康的未来。

刘　丹

2024 年 10 月

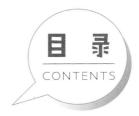

目 录
CONTENTS

第1章 │ 孩子的高矮胖瘦是吃出来的

第2章 | 与孩子健康息息相关的营养问题

第3章 | 滋养我们身体的各种食物

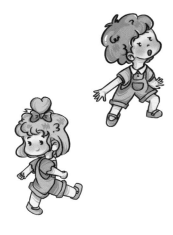

第5章 | 学龄儿童家庭食谱示范

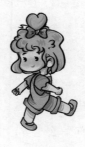

第 1 章

孩子的高矮胖瘦
是吃出来的

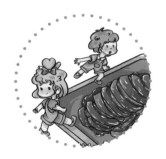

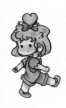

孩子吃不对，营养不良跑不了

营养不良是指能量、蛋白质和其他营养素缺乏或失衡的营养状况，可能对机体的形态、功能产生一些可观察到的不良反应。

营养不良是一个广义的定义，不仅包含能量、蛋白质营养不良（营养过剩和营养低下），也包括其他营养素，如微量元素的失衡。

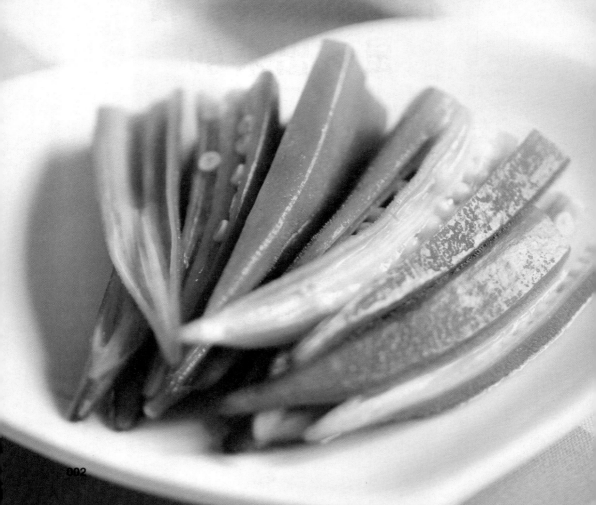

超重和肥胖

超重是指体重超出正常标准但还未达到肥胖的程度，也就是肥胖前的状态，这时候往往体内脂肪较多，可能会对健康造成损害。肥胖是体内脂肪积累过多，达到危害健康的一种慢性代谢性疾病的状态。在多种因素的综合作用下，能量的摄入超出了能量的消耗，剩余能量转化为脂肪储存，当脂肪堆积得越来越多，就会导致肥胖。目前我国儿童肥胖呈现上升趋势，已成为比较严重的健康问题和社会问题。

肥胖是遗传因素和环境因素共同作用的结果

遗传因素是肥胖发生的内因，主要是指遗传物质（染色体、DNA）发生改变而导致的肥胖，这种肥胖极为罕见，常常有家庭性肥胖表现。环境因素对肥胖发生发展也有非常重要的影响。大多数情况下，肥胖是遗传因素与环境因素相互作用的结果。

身体肥胖的外因是机体的能量摄入超出了机体的能量消耗，从而导致多余的能量以脂肪的形式储存起来。机体的能量主要通过摄入的食物来获得，当摄食量过大，能量摄入过多，就会导致能量过剩，引发肥胖。因此，膳食营养因素在肥胖发生的过程中起到决定性的作用。

儿童时期肥胖的危害不容忽视

肥胖不仅影响儿童的生长发育，也会对他们的心理健康产生不良影响。

　　肥胖会影响儿童的生长发育。肥胖儿童能量摄入量往往超过正常所需的能量摄入量，这通常是因为他们的饮食结构存在问题。而饮食结构的偏差常常会导致微量营养素不足，例如，钙和锌等摄入不足会直接影响孩子的生长发育。另外，肥胖女生第二性征发育常常早于正常儿童。

　　肥胖对儿童的学习能力和心理健康也有不良影响。肥胖儿童由于运动能力下降，对外界的感知、注意和观察能力也随之下降，进而影响到反应速度以及阅读能力，导致学习能力降低。肥胖儿童的自我评价低、不合群，更容易产生焦虑情绪，肥胖男生多表现为抑郁和情绪不稳，肥胖女生则多表现为自卑，在与人交往中感觉不协调。

　　肥胖还与人体内分泌有直接关系。肥胖儿童的生长激素和泌乳激素大部分处于正常范围的低值；因为性激素分泌异常，有可能导致肥胖男孩出现青春期乳房发育，而肥胖女孩则可能出现高雌激素血症；肥胖儿童也常伴有胰岛素抵抗，出现糖代谢异常，肥胖程度越严重，发生糖尿病的风险也就越高。此外，肥胖儿童的免疫功能也会受到影响，出现免疫功能低下的情况。

　　肥胖可导致儿童血脂异常，如甘油三酯、总胆固醇和低密度脂蛋白胆固醇等浓度显著增加；肥胖儿童的血压往往也会明显高于正常体重的儿童；部分肥胖儿童可出现心电图改变，这也预示着肥胖是导致儿童心血管疾病的潜在危险因素。

　　儿童肥胖如不及时干预，还会延续到成年期，这样也会增加成年后慢性疾病的发病风险，危害成年后的健康。

孩子是否肥胖，算一算就知道

　　体重指数（简称 BMI）的计算是用体重（千克）除以身高（米）的平方，即 BMI= 体重（kg）÷ 身高 ^{2}（m^2）。它是衡量人体胖瘦程度以及是否健康的一个标准，不同年龄儿童青少年标准详见表 1-1。

表 1-1 6 ~ 18 岁学龄儿童青少年性别年龄别 BMI 筛查超重与肥胖界值（单位：kg/m²）

年龄（岁）	男生		女生	
	超重	肥胖	超重	肥胖
6.0 ~	16.4	17.7	16.2	17.5
6.5 ~	16.7	18.1	16.5	18.0
7.0 ~	17.0	18.7	16.8	18.5
7.5 ~	17.4	19.2	17.2	19.0
8.0 ~	17.8	19.7	17.6	19.4
8.5 ~	18.1	20.3	18.1	19.9
9.0 ~	18.5	20.8	18.5	20.4
9.5 ~	18.9	21.4	19.0	21.0
10.0 ~	19.2	21.9	19.5	21.5
10.5 ~	19.6	22.5	20.0	22.1
11.0 ~	19.9	23.0	20.5	22.7
11.5 ~	20.3	23.6	21.1	23.3
12.0 ~	20.7	24.1	21.5	23.9
12.5 ~	21.0	24.7	21.9	24.5
13.0 ~	21.4	25.2	22.2	25.0
13.5 ~	21.9	25.7	22.6	25.6
14.0 ~	22.3	26.1	22.8	25.9
14.5 ~	22.6	26.4	23.0	26.3
15.0 ~	22.9	26.6	23.2	26.6
15.5 ~	23.1	26.9	23.4	26.9
16.0 ~	23.3	27.1	23.6	27.1
16.5 ~	23.5	27.4	23.7	27.4
17.0 ~	23.7	27.6	23.8	27.6
17.5 ~	23.8	27.8	23.9	27.8
18.0 ~	24.0	28.0	24.0	28.0

儿童肥胖不宜盲目减肥

儿童时期正处于生长发育高峰期，不能因为盲目减肥而影响儿童的生长发育。对肥胖儿童进行体重管理有四个不宜：一是不宜使用饥饿疗法减重；二是不宜使用药物减重；三是不宜进行去脂手术减重；四是不宜在短期内快速减重。

对儿童肥胖的治疗应以体重控制为基本原则，不要进行以减少体重为目标的所谓"减肥""减重"治疗。体重管理要以维持正常的生长发育、保持脂肪适度增长、促进身心健康为根本。促进正常生长发育是儿童肥胖营养治疗的首要目标，同时增强有氧运动能力，提高机体代谢机能，控制脂肪在正常范围内增长，以达到科学管理体重的目的。更重要的是，要养成科学的饮食习惯和正确良好的生活方式，并一直保持下去。保持身心愉悦健康，培养没有患病危险因素的健康儿童，是肥胖儿童营养治疗的远期目标。

儿童肥胖营养治疗原则

儿童肥胖首先应进行营养治疗，它更注重膳食结构的调整，提倡适当限制能量摄入，而不是过分限制饮食，并辅以适度运动和不良生活习惯的矫正，从而达到控制体重的目的。

◆ 限制能量摄入

能量摄入一般采用逐级递减法，如体重超过标准体重30%以下者，每日可按125～250千卡递减，体重超过标准体重30%以上者，可按250～500千卡递减。

◆ 三大供能营养素分配比例

肥胖儿童蛋白质摄入比例可适当增加，达到20%～25%，脂肪占25%～30%，碳水化合物占45%～55%。

◆ 蛋白质

要以优质蛋白质为主，如鱼虾类、瘦肉类、蛋类、奶类及大豆制品等。肉类以鱼肉、兔肉和鸡肉等脂肪含量低的肉为首选，增加大豆蛋白的摄入。另外，奶及奶制品也是蛋白质非常好的来源。

◆ 碳水化合物

要以淀粉类食物为主，限制精制糖的摄入，适当增加粗杂粮摄入比例，主食中粗杂粮至少要占三分之一，最好占到二分之一。

◆ 脂肪

应以含多不饱和脂肪酸和单不饱和脂肪酸的食物为主，含饱和脂肪酸和胆固醇过高的食物尽量少食用，烹调宜选用植物油，每人每日不超过30克。

◆ 增加膳食纤维

膳食纤维可增加饱腹感，有利于脂肪代谢，对便秘也有明显改善作用。膳食纤维来源可首选粗杂粮。蔬菜和水果的膳食纤维含量也很丰富，只是要注意尽量少吃含糖高的水果。

◆ 三餐定时定量

三餐及加餐均应定时定量，细嚼慢咽，不随意减少某一餐，也不暴饮暴食。

◆ 选择营养丰富的健康食物

在食物选择上，宜选择以下种类：含膳食纤维丰富的食物，如粗杂粮、叶类蔬菜、水果等；含蛋白质丰富的食物，如豆类及大豆制品、牛奶、无糖酸奶、瘦牛肉、瘦羊肉、瘦猪肉、鸡胸脯肉、鸡腿肉、各类海鱼及海产品；富含矿物质和维生素的食物，如新鲜蔬菜等。

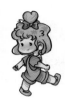

低体重或消瘦

消瘦是"营养不良"的主要表现之一,非疾病引起的消瘦属于即时性营养不良,往往是近期的膳食中蛋白质和能量摄入不足所致,表现为体重指数(BMI)低于筛查界值标准范围。除短期能量摄入不足外,肌肉、脂肪组织过度消耗也会导致体重下降。另外,有些疾病也可引起消瘦,如胃肠道疾病、慢性感染、代谢性疾病及慢性消耗性疾病等。

儿童青少年时期是身体生长发育最快速的时期,加上学习的负担以及运动量大,儿童青少年对能量和营养素的需求要高于成年人,仅参照成年人的营养需求供给是远远不够的。还有一些青少年节食减肥,导致身体代谢机能紊乱,抵抗力下降,甚至有可能引起厌食,进食进一步减少,还会出现消瘦、乏力等症状。

消瘦儿童健康堪忧

消瘦时身体能量储备相对不足,容易出现疲乏、体力不足等情况,导致孩子注意力不集中,学习效率降低;消瘦时免疫力也会受到影响,身体抵抗力下降,更容易患病,如感冒、发热等;消瘦时腹部脂肪减少,腹肌力量也相应减弱,久而久之容易导致胃等内脏下垂。

判断是否消瘦,查一查就知道

我们可使用表 1-2 中的界值范围进行判断。凡 BMI 小于或等于相应性别、年龄组"中重度消瘦"界值范围者为中重度消瘦；凡 BMI 处于相应性别、年龄组"轻度消瘦"界值范围者为轻度消瘦。

表 1-2 6 ~ 18 岁学龄儿童青少年分年龄 BMI 筛查
消瘦界值范围（单位：kg/m²）

年龄（岁）	男生		女生	
	中重度消瘦	轻度消瘦	中重度消瘦	轻度消瘦
6.0 ~	≤ 13.2	13.3 ~ 13.4	≤ 12.8	12.9 ~ 13.1
6.5 ~	≤ 13.4	13.5 ~ 13.8	≤ 12.9	13.0 ~ 13.3
7.0 ~	≤ 13.5	13.6 ~ 13.9	≤ 13.0	13.1 ~ 13.4
7.5 ~	≤ 13.5	13.6 ~ 13.9	≤ 13.0	13.1 ~ 13.5
8.0 ~	≤ 13.6	13.7 ~ 14.0	≤ 13.1	13.2 ~ 13.6
8.5 ~	≤ 13.6	13.7 ~ 14.0	≤ 13.1	13.2 ~ 13.7
9.0 ~	≤ 13.7	13.8 ~ 14.1	≤ 13.2	13.3 ~ 13.8
9.5 ~	≤ 13.8	13.9 ~ 14.2	≤ 13.2	13.4 ~ 13.9
10.0 ~	≤ 13.9	14.0 ~ 14.4	≤ 13.3	13.4 ~ 14.0
10.5 ~	≤ 14.0	14.1 ~ 14.6	≤ 13.4	13.5 ~ 14.1
11.0 ~	≤ 14.2	14.3 ~ 14.9	≤ 13.7	13.8 ~ 14.3
11.5 ~	≤ 14.3	14.4 ~ 15.1	≤ 13.9	14.0 ~ 14.5
12.0 ~	≤ 14.4	14.5 ~ 15.4	≤ 14.1	14.2 ~ 14.7
12.5 ~	≤ 14.5	14.6 ~ 15.6	≤ 14.3	14.4 ~ 14.9
13.0 ~	≤ 14.8	14.9 ~ 15.9	≤ 14.6	14.7 ~ 15.3
13.5 ~	≤ 15.0	15.1 ~ 16.1	≤ 14.9	15.0 ~ 15.6
14.0 ~	≤ 15.3	15.4 ~ 16.4	≤ 15.3	15.4 ~ 16.0
14.5 ~	≤ 15.5	15.6 ~ 16.7	≤ 15.7	15.8 ~ 16.3
15.0 ~	≤ 15.8	15.9 ~ 16.9	≤ 16.0	16.1 ~ 16.6
15.5 ~	≤ 16.0	16.1 ~ 17.0	≤ 16.2	16.3 ~ 16.8
16.0 ~	≤ 16.2	16.3 ~ 17.3	≤ 16.4	16.5 ~ 17.0
16.5 ~	≤ 16.4	16.5 ~ 17.5	≤ 16.5	16.6 ~ 17.1
17.0 ~	≤ 16.6	16.7 ~ 17.7	≤ 16.6	16.7 ~ 17.2
17.5 ~ 18.0	≤ 16.8	16.9 ~ 17.9	≤ 16.7	16.8 ~ 17.3

儿童消瘦的饮食原则

消瘦的儿童一般食欲不佳，进食量少，往往一日三餐难以满足生长发育的需要。家长可以通过增加餐次的办法为孩子提供充足的能量和各种营养，如"三餐加两点"或"三餐加三点"。三餐及加餐的食物品种要多样，可以多种颜色进行搭配，在色彩丰富的同时注意不要千篇一律，可适当变换口味，增强儿童的食欲。

饮食上总体要遵循以下原则。

◆ 谷类食物是能量供给的主力军

儿童所需能量不仅要维持基本生命活动、学习和运动，还必须满足生长发育的需求，因此每天应该摄取充足的谷类。可以适当增加一些全谷物的摄入，以提高 B 族维生素的供给量。

◆ 保证优质蛋白质的摄入

蛋白质作为构建人体组织的重要物质，是保障儿童生长发育不可或缺的营养素，因此，应该保证儿童摄入充足的优质蛋白质，应每天食用鱼、禽、蛋、瘦肉、奶类及其制品、大豆及其制品。

◆ 保证新鲜蔬菜、水果的摄入

充足的新鲜蔬菜和水果是维生素、矿物质以及膳食纤维最重要的食物来源，尤其是深色蔬菜及绿叶蔬菜，它们富含胡萝卜素和维生素 C，是儿童生长发育不可缺少的微量营养素。

◆ 每天饮用牛奶

奶类不仅仅是优质蛋白质的良好来源，更是钙的最好来源。钙是保证儿童身高发育不可缺少的。为保证儿童正常的身高发育，应养成每天饮用牛奶的好习惯，做到每天饮用 300 毫升以上的牛奶或相当量的奶制品。

◆ 参加体力劳动，保证运动量

合理的运动有利于孩子养成良好的锻炼习惯，从而达到增加肌肉、避免消瘦的目的。可以选择孩子比较喜欢、能够长期坚持的运动方式，以每次活动至少 30 分钟，每周运动不少于 3 次为宜，像跑步、跳绳、骑自行车这些有氧运动都可以使全身肌肉得到锻炼。体质较差的消瘦儿童要注意循序渐进，不要超负荷地进行运动，避免运动损伤。

如果通过正常膳食依然无法满足孩子生长发育的需要，无法改善消瘦的情况，可以咨询医生或营养师，考虑口服营养膳食补充剂，如全营养粉、乳清蛋白粉等，结合饮食情况进行选择，也可同时补充多种维生素、钙片和益生菌等。

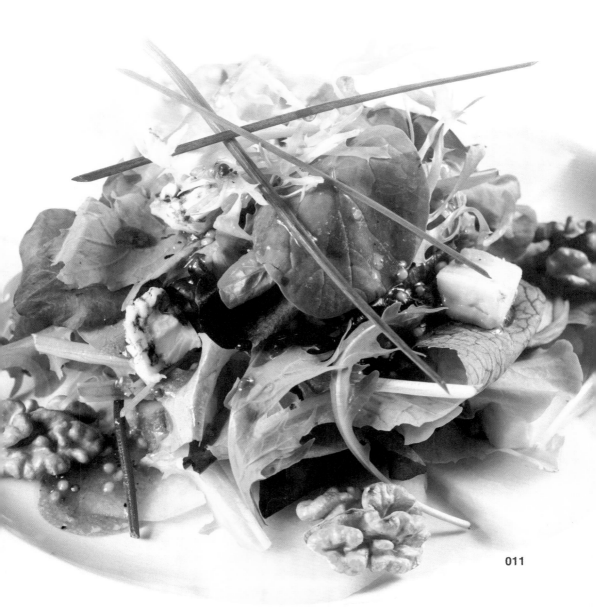

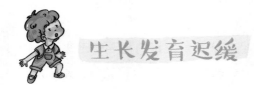

生长发育迟缓

排除遗传因素和疾病因素，生长发育迟缓属于长期性的营养不良，是由于长期的营养素及能量摄入不足导致身高低于筛查界值标准。这种长期性的营养不良，可能从胎儿时期、婴幼儿阶段就已经开始了。任何阶段的膳食蛋白质、能量摄入不足都可以导致生长发育迟缓。

生长发育迟缓危害可能延续至成年

儿童时期的生长发育迟缓可能会导致其发育不良和成年后身材矮小，也有可能导致成年后身体代谢紊乱。所以针对生长发育迟缓的儿童，要在改善营养的同时鼓励他们积极参加体育锻炼，改变不良的生活方式，培养良好的饮食习惯，有效改善身高与体重的增长，降低营养不良的发生率。

生长发育迟缓早发现、早干预是关键

通过表 1-3 可以对 6 ～ 18 岁学龄儿童青少年进行生长迟缓的判断：凡身高小于或等于相应性别、年龄组"生长迟缓"界值范围者为生长迟缓。

表 1-3　6 ～ 18 岁男女学龄儿童青少年分年龄身高筛查生长迟缓界值范围（单位：cm）

年龄（岁）	男生	女生
6.0 ～	≤ 108.3	≤ 105.7

年龄（岁）	男生	女生
6.5 ~	≤ 109.5	≤ 108.0
7.0 ~	≤ 111.3	≤ 110.2
7.5 ~	≤ 112.8	≤ 111.8
8.0 ~	≤ 115.4	≤ 114.5
8.5 ~	≤ 117.6	≤ 116.8
9.0 ~	≤ 120.6	≤ 119.5
9.5 ~	≤ 123.0	≤ 121.7
10.0 ~	≤ 125.2	≤ 123.9
10.5 ~	≤ 127.0	≤ 125.7
11.0 ~	≤ 129.1	≤ 128.6
11.5 ~	≤ 130.8	≤ 131.0
12.0 ~	≤ 133.1	≤ 133.6
12.5 ~	≤ 134.9	≤ 135.7
13.0 ~	≤ 136.9	≤ 138.8
13.5 ~	≤ 138.6	≤ 141.4
14.0 ~	≤ 141.9	≤ 142.9
14.5 ~	≤ 144.7	≤ 144.1
15.0 ~	≤ 149.6	≤ 145.4
15.5 ~	≤ 153.6	≤ 146.5
16.0 ~	≤ 155.1	≤ 146.8
16.5 ~	≤ 156.4	≤ 147.0
17.0 ~	≤ 156.8	≤ 147.3
17.5 ~ 18.0	≤ 157.1	≤ 147.5

　　如发现孩子生长发育迟缓，应尽早进行干预，以免给儿童的健康带来危害。轻度生长迟缓的儿童，首先要保证吃好一日三餐及加餐，纠正挑食、偏食和过度节食等不良习惯。其次，三餐及加餐的能量摄入要充足，可以增加鱼虾类、瘦肉、蛋类、豆制品等富含优质蛋白质食物的摄入，每天食用奶及奶制品，每天吃新鲜的蔬菜和水果，并保持适度的户外活动。对重度或继发性的生长迟缓，需要及时就医，进行规范治疗。

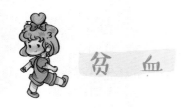

贫　血

　　贫血是指单位容积血液中血红蛋白含量、红细胞值和血球比积低于正常参考值的一种病理状态。

　　血液内含有很多种不同的细胞，最多的一种是红细胞，它的主要功能是将肺吸入的氧气运输到身体各个部位供身体利用。血红蛋白就存在于这些红细胞当中，它的主要作用就是携带和运输氧气。当出现贫血时，由于血红蛋白数量减少，运输氧气的能力下降，导致不能运输足够的氧气到身体各个组织器官，从而影响机体功能和身体发育。

　　贫血的发生有几种主要原因，即红细胞生成减少，红细胞被破坏较多，红细胞内的血红蛋白数量不足，失血过多导致血液细胞丢失较多。

　　铁元素在血红蛋白生成中起着不可或缺的作用，铁摄入不足就会直接导致红细胞中血红蛋白数量减少，进而引起贫血。学龄儿童及青少年贫血大多数是因为铁的缺乏，没有从日常饮食中摄入足够的铁元素，久而久之导致贫血发生。另外，其他营养元素的缺失，例如缺少叶酸，也可能引起贫血，但这种情况较为少见。

贫血危害大，儿童贫血更可怕

　　贫血最直接的表现就是皮肤和黏膜轻度苍白，比如嘴唇、结膜以及甲床的颜色变浅。贫血的孩子容易感觉疲乏、虚弱，也有的孩子表现为脾气大、易怒。如果发展为重度贫血，有可能出现气短、心率加快、手足水肿等症状。如果贫血不能及时改善，就有可能影响孩子正常的生长发育。

一些孩子虽然没有出现贫血，但仍然可能存在缺铁的表现。比如食欲下降、注意力不集中、易怒、精神紧张等，这些也可能会造成孩子生长发育迟缓或者学习成绩下降。当孩子补充了足量的铁之后，这些情况就会有所好转。

还有些孩子缺铁之后表现为异食癖，也就是喜欢吃一些奇怪的东西，如泥土、玻璃等。孩子出现异食癖时，家长应注意不要让孩子吃到有毒的物质，比如含铅的物质。一般在缺铁情况得到治疗并且随着孩子逐渐长大，这种行为就会好转。也有少数情况持续时间较长，可能会导致孩子心智发育迟缓。因此，孩子缺铁应引起家长的重视。

世界卫生组织（WHO）制定的缺铁诊断标准

血清铁（SI）＜ 8.95umol/L，血清运铁蛋白饱和度（TS）＜ 15%，血清铁蛋白（SF）＜ 12ug/L，红细胞游离原卟啉（FEP）＞ 1.26umol/L。

正常血红蛋白（Hb）浓度：5 ～ 11 岁≥ 115g/L；12 ～ 14 岁≥ 120g/L；15 岁以上女生≥ 120g/L；15 岁以上男生≥ 130g/L。

贫血前期也要引起重视

在孩子出现缺铁性贫血之前，往往先出现缺铁，所以要特别关注缺铁的三个阶段。第一阶段为"铁减少期"，这时候体内储存铁减少，血清铁浓度可能出现下降，但是并没有明显的临床症状；第二阶段为"红细胞生成缺铁期"，此时血清铁浓度出现下降，运铁蛋白浓度降低，游离原卟啉浓度升高，血红蛋白的浓度仍然正常或者有所降低，但是还未降至贫血标准，属于亚临床阶段；第三阶段为"缺铁性贫血期"，此阶段血红蛋白和红细胞比积都出现下降，已达到贫血的标准，并且开始出现缺铁性贫血的临床表现。

儿童贫血应该这样吃

当孩子确诊为缺铁性贫血后，首选饮食干预，要保证摄入充足的含铁丰富的食物，如红肉、动物血、动物肝脏等。动物性食物铁的吸收率要远远高于植物性食物，因此补铁一定首选含铁丰富的动物性食物。在食用这些高铁食物的同时，搭配含维生素 C 丰富的食物，如新鲜蔬菜、水果等，更有利于铁的吸收，提高铁的利用率。

如果缺铁性贫血比较严重，需要在医生的指导下服用补充铁元素的药物。服用药物时最好与牛奶、茶水、咖啡等饮品间隔开，因为这些饮品会阻碍铁的吸收。维生素 C 可以促进铁的吸收，所以服用补铁剂的时候可以配合维生素 C 同服。服用补铁剂可使大便颜色变成深黑色，这是正常变化，不必担心。

补铁也要注意安全

铁元素对人体虽然很重要，不可或缺，但也不是多多益善。如果儿童患缺铁性贫血需要补充铁剂，一定要遵照医嘱合理服用，避免过量。铁剂如果摄入过量，容易蓄积导致中毒。

第 **2** 章

与孩子健康息息
相关的营养问题

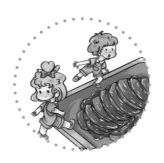

能量是一切生命活动的根本

自然界中的能量多以太阳能、电能、热能、化学能、机械能等形式存在，而人体只能利用来自食物的能量，也就是三大供能营养素——碳水化合物、脂肪和蛋白质，这些供能营养素经过生物氧化会释放出能量。人体就是通过摄取食物中的供能营养素来获取能量，以维持机体的各种生理功能和生命活动。

能量对维持生命是必需的。食物中由碳水化合物、脂肪和蛋白质提供的能量也被称为热量，计量单位是卡（cal）。在营养领域，更多使用的是以千卡（kcal）作为能量单位，1千卡是1卡的1000倍。一般情况下，1克碳水化合物可以产生4千卡热量，1克脂肪可以产生9千卡热量，1克蛋白质可以产生4千卡热量。在预包装食品标签中往往使用千焦（kJ）作为能量单位，千焦与千卡之间的换算关系为1千焦＝0.2389千卡，1千卡≈4.19千焦。

能量从哪里来

能量主要来源于食物中所含有的碳水化合物、脂肪和蛋白质这三大供能营养素，而这些营养素普遍存在于各种食物中。谷薯类含有丰富的碳水化合物，是最经济实惠的膳食能量来源；油脂类富含脂肪，能量较高；动物性食物普遍富含蛋白质与脂肪，能量相对也较高；果蔬类含供能营养素较少，能量相对较低，不是能量的主要来源，而是非供能营养素的良好来源。

学龄儿童的能量需求个体差异较大

儿童对能量的需求不是千篇一律的，个体差异较大，这个差别主要取决于每个孩子的基础代谢水平、生长速度、运动及体力活动情况、性别以及发育状况等。不同学龄儿童的能量需要量详见表 2-1。

表 2-1　学龄儿童膳食能量需要量（EER）（单位：kcal/d）

年龄（岁）	男	女
6	1400	1250
7	1500	1350
8	1650	1450
9	1750	1550
10	1800	1650
11	2050	1800
14 ～ 17	2500	2000

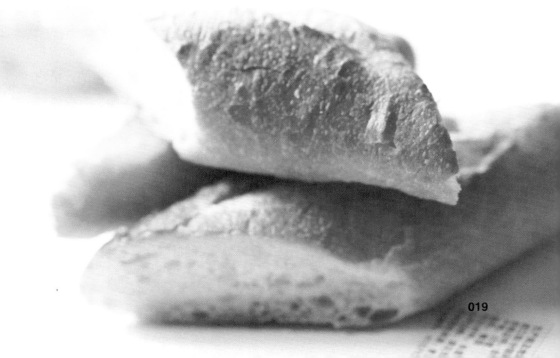

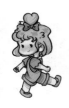

蛋白质对孩子的生长发育至关重要

蛋白质是人体细胞、组织和器官的重要组成成分，我们身上的毛发、皮肤、肌肉、骨骼、免疫细胞、免疫组织等都是由蛋白质构成的。蛋白质是一切生命结构的物质基础，离开了蛋白质，生命将不复存在。

对于正处在生长发育期的儿童来说，蛋白质更为重要，它既要满足生理需求量，还要保证身体生长发育的需要。儿童在生长发育的不同阶段，所需要的蛋白质是不同的，随着年龄的增长，蛋白质的需求是逐渐减少的，直至生长发育停止后达到成人标准。如果儿童时期缺乏蛋白质，可导致生长发育迟缓、消瘦、体重过轻等，严重者会影响免疫系统的功能，导致免疫力下降。

蛋白质也有优劣之分

蛋白质广泛存在于动植物性食物中。动物性食物蛋白质含量普遍较高，而且氨基酸结构比例较好，更有利于机体利用，但是动物性食物饱和脂肪酸和胆固醇含量相对也比较高，而这些成分是需要限量食用的；植物性食物中大豆是优质蛋白质的重要来源，谷类含蛋白质也不少，只是氨基酸结构不完整，蛋白质利用率相对较低。因此，要注意蛋白质之间的互补作用，适当搭配食用不同食物可以提高蛋白质的利用率。

想要个子长得高，蛋白质食物应该这样吃

处于生长发育阶段的学龄儿童蛋白质的需要量高于成年人，吸收好、

利用率高的优质蛋白质类食物必不可少，如鱼虾、瘦肉、蛋类、奶类以及大豆制品等。蛋白质提供的能量应占膳食总能量的 12% ~ 14%，其中优质蛋白质至少要占一半。想要孩子个子长得高，以下 10 种优质蛋白质要吃好。

◆ 鸡蛋

鸡蛋所含的氨基酸与人体所需是最接近的，而且吸收好，利用率高，是营养价值非常高的食物。除优质蛋白质之外，鸡蛋的维生素、矿物质含量也很丰富。建议学龄儿童每 1 ~ 2 天吃 1 个鸡蛋，而且蛋白和蛋黄都要吃。

◆ 牛奶

牛奶营养非常丰富，而且易消化吸收，所含优质蛋白质和钙都有利于儿童生长发育。奶制品种类繁多，常见的有液态奶、奶粉、酸奶、奶酪等。酸奶经过发酵，乳糖、蛋白质和脂肪部分被分解，如果孩子存在乳糖不耐受的问题，饮奶后出现腹胀、腹泻、腹痛，可以尝试用酸奶来代替牛奶，无乳糖牛奶或舒化奶也是不错的选择。家长不要因为一些可以改善的原因而轻易放弃让孩子喝奶。推荐学龄儿童每天摄入 300 克牛奶或相当量的奶制品。

◆ 鱼类

鱼类富含蛋白质、脂类、维生素和矿物质，蛋白质含量为 15% ~ 22%。鱼类相比畜禽肉类更容易消化，而且其含有丰富的 n-3 多不饱和脂肪酸（DHA 和 EPA），适量摄入有利于儿童神经系统发育，所以学龄儿童要经常食用鱼类，建议平均每天摄入量为 40 ~ 75 克。

◆ 虾

虾的营养价值很高，富含蛋白质、不饱和脂肪酸、维生素、钙、磷以及虾青素等营养成分，它的蛋白质含量为 16% ~ 23%，脂肪含量很低而且多为不饱和脂肪酸，经常食用有利于学龄儿童生长发育。

◆ 鸡肉

鸡肉的蛋白质含量为 20% 左右，脂肪含量很低，多为不饱和脂肪酸，尤其是油酸和亚油酸。鸡肉中含有的多种氨基酸结构更有利于人体消化吸收。

◆ 鸭肉

鸭肉的营养价值与鸡肉相仿。鸭肉中的蛋白质含量约为 16%，是含 B 族维生素和维生素 E 比较多的肉类。

◆ 瘦牛肉

瘦牛肉的蛋白质含量一般在 20% 以上，牛肉蛋白质的氨基酸组成与人体需要接近，而且比例均衡，人体吸收利用率较高。牛肉的脂肪含量比猪肉、羊肉低。此外，牛肉中还富含矿物质和 B 族维生素。

◆ 瘦羊肉

瘦羊肉的蛋白质含量在 20% 左右，矿物质含量也比较丰富，其中钙、铁、锌的含量要稍高于很多肉类。

◆ 瘦猪肉

瘦猪肉的蛋白质含量大约为 20%，还含有丰富的磷、钾、铁、镁等元素，是人体所需矿物质的重要来源。需要注意的是，猪肉脂肪和胆固醇含量相对较高，要高于鱼虾类及鸡肉、牛肉等，食用量不宜过多。

◆ 大豆

大豆包括黄豆、黑豆和青豆等，是一种重要的植物优质蛋白质来源。大豆除含有丰富的优质蛋白质外，不饱和脂肪酸、钙、钾和维生素 E 等含量也很丰富。大豆还富含谷类蛋白缺乏的赖氨酸，与谷类搭配食用可以起到蛋白质互补的作用，提高蛋白质利用率。

对于正处在生长发育期的儿童来说，膳食结构应该更丰富，优质蛋白类食物要充足，不同种类交换着吃，这样才能满足生长发育的需求。如果日常饮食无法满足孩子的蛋白质需要，可在医生或营养师指导下服用蛋白质补充剂。

除了蛋白质，维生素 A、维生素 D、钙、铁、锌、硒等营养物质，对孩子的生长发育也非常重要。只有食材种类全面均衡，才能保证营养摄入充足，这也是保证儿童生长发育的物质基础。另外，在保证优质营养摄入的基础上适当运动也是必不可少的。

脂肪也分好与坏

脂肪又称甘油三酯，是体内重要的储能和供能物质，约占体内脂类总量的 95%。脂肪和类脂共同构成脂类，总量占人体体重的 10% ～ 20%。类脂是细胞膜、机体组织器官，尤其是神经组织的重要组成成分。

脂肪也是膳食中重要的营养素，对维持学龄儿童身体健康发挥着重要作用。食物中的脂肪除了为人体提供能量和作为人体脂肪的合成材料以外，还有一些特殊的营养学功能，如增加饱腹感，改善食物的感官性状，促进脂溶性维生素吸收，等等。

同样是脂肪，因为所含脂肪酸比例不同，健康作用也不同。饱和脂肪酸虽然是人体必需的，但是摄入过多会导致动脉硬化，对心血管健康不利，往往被认为是"坏脂肪"；反式脂肪酸常见于加工食品及反复高温油炸食品中，如起酥面包、奶油蛋糕、炸鸡等，它对健康的危害比饱和脂肪酸还要大，也是"坏脂肪"。不饱和脂肪酸有清理血管垃圾及调节胆固醇的作用，往往被认为是"好脂肪"。畜禽肉类脂肪中饱和脂肪酸含量较多，而多不饱和脂肪酸含量较少。水产品却富含不饱和脂肪酸，如深海鱼、贝类食物含二十碳五烯酸（EPA）和二十二碳六烯酸（DHA）相对较多。植物种子和植物油主要富含不饱和脂肪酸。

香喷喷的脂肪让人欢喜让人忧

脂肪可以为食物增香，所有香喷喷的食物往往都含有较高的脂肪，摄入过多很容易导致体重增加。这些脂肪主要来源于动物脂肪组织、各种肉类及植物的种子。除肥肉、肉皮、内脏这些肉眼可见的高脂肪食材之外，孩子们都爱吃的油煎、油炸食品也是脂肪大户，经常食用容易导致脂肪超标；各种香甜的点心、蛋糕往往脂肪含量也不少。因此，教孩子学会看食品标签很重要，通过看食品标签可以认识高脂肪加工食品，并让孩子学会合理选择，限量食用不超标。

少用油，用好油，减少坏脂肪，增加好脂肪

食用油是脂肪的主要来源，植物油中普遍含有亚油酸，豆油、紫苏籽油和亚麻籽油中则含有丰富的 α- 亚麻酸。亚油酸和 α- 亚麻酸是人体必需的脂肪酸，不能自身合成，只能通过食物获得，在推荐量的基础上多选择含必需脂肪酸较多的植物油，不选择含饱和脂肪酸多的动物油，是有利于健康的。可可黄油、椰子油和棕榈油常见于加工食品中，虽然是植物油，但性质与动物油相似，富含饱和脂肪酸，不推荐经常食用。

学龄儿童不宜过度限制脂肪摄入

食物中的脂肪可以为学龄儿童提供能量并作为体脂肪的合成材料，学龄期是孩子生长发育的高峰期，能量需求也达到高峰，因此一般不过度限制学龄儿童膳食脂肪摄入。但脂肪摄入量过多将增加肥胖及成年后心血管疾病和某些癌症发生的危险，所以建议在适量范围内食用，既能满足身体生长发育需要，又不至于摄入过量导致超重。对学龄儿童摄入脂肪的可接受范围，推荐总脂肪量占总能量的 20% ~ 30%，其中饱和脂肪酸不要超过总能量的 8%。不同学龄儿童膳食脂肪可接受范围详见表2-2。

表 2-2　学龄儿童膳食脂肪可接受范围（AMDR）

年龄（岁）	总脂肪 /%E	饱和脂肪酸 U-AMDR/%E
6	20 ～ 30	< 8
7	20 ～ 30	< 8
8	20 ～ 30	< 8
9	20 ～ 30	< 8
10	20 ～ 30	< 8
11	20 ～ 30	< 8
14 ～ 17	20 ～ 30	< 8

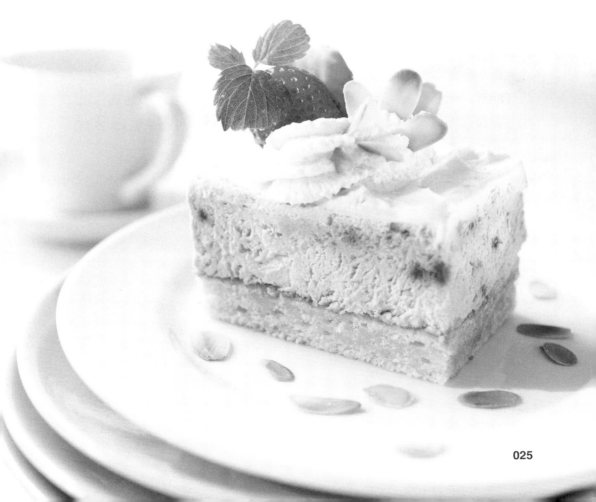

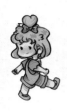

碳水化合物是个大家族，这些都是糖

碳水化合物广泛存在于动植物中，既包括为能量代谢提供原料的物质，如淀粉、糊精、菊糖和糖原等，也包括膳食纤维、果胶、黏多糖和几丁质等。碳水化合物是人类膳食能量的最主要来源，占膳食总量的50%～65%，对人类营养有着重要作用。

碳水化合物种类多，认识一下这些糖

碳水化合物的分类主要是根据化学结构进行的，联合国粮食及农业组织（FAO）和世界卫生组织（WHO）于1998年根据化学结构及生理作用不同将碳水化合物分为糖（1～2个单糖）、寡糖（3～9个单糖）、多糖（≥ 10个单糖），详见表2-3。

表 2-3　主要的膳食碳水化合物分类和组成

分类	亚组	组成
糖 （1～2个单糖）	单糖	葡萄糖、半乳糖、果糖
	双糖	蔗糖、乳糖、麦芽糖
	糖醇	山梨醇、甘露糖醇
寡糖 （3～9个单糖）	低聚异麦芽糖	麦芽糊精
	其他寡糖	棉子糖、水苏糖、低聚果糖
多糖 （≥ 10个单糖）	淀粉	直链淀粉、支链淀粉、变性淀粉
	非淀粉多糖	纤维素、半纤维素、果胶、亲水胶质物

几种特殊类型的碳水化合物

膳食纤维是指不能被人体消化酶消化的非淀粉多糖，主要包括纤维素、半纤维素、木质素、抗性低聚糖、果胶、抗性淀粉等，以及其他不可消化的碳水化合物。膳食纤维根据其在水中的溶解性，可分为可溶性膳食纤维和不可溶性膳食纤维，对肠道健康具有不可替代的作用。

益生元是指不被人体消化系统消化和吸收，能够选择性地促进宿主肠道内原有的一种或几种有益细菌（益生菌）生长繁殖的物质，通过有益菌的繁殖增多，抑制有害细菌生长，从而达到调整肠道菌群、促进机体健康的目的。这类物质的代表有乳果糖、低聚异麦芽糖等。

碳水化合物，小身材有大用

膳食碳水化合物是人类最经济和最主要的能量来源，通常情况下，50%以上的膳食能量都是由碳水化合物提供的。碳水化合物通常以葡萄糖的形式为机体各种组织提供能量，每克葡萄糖在体内氧化可以产生大约4千卡（16.74千焦）的能量。部分碳水化合物会以糖原的形式储存在肌肉和肝脏当中，作为能源储备，在身体需要时供身体利用。

葡萄糖在体内释放能量比较快，供能也快，是神经系统和心肌的主要能源，也是肌肉活动时的主要燃料，对维持神经系统和心脏的正常功能非常重要，对增强身体耐力、提高学习效率都有重要意义。在碳水化合物供应充足的情况下，体内能够产生足够的能量，这样可以预防蛋白质消耗，防止肌肉量下降。

糖不足，酮作怪

脂肪在体内分解的时候需要葡萄糖的协同作用。当膳食中碳水化合物供应不足时，体内脂肪会被动员，分解为脂肪酸来供应能量。在这个代谢的过程中，脂肪酸不能彻底氧化，往往会产生过多的酮体。酮体在体内蓄积会产生酮血症和酮尿症，对健康不利。膳食中充足的碳水化合物可以阻止酮体的生成，减少过多的酮体带来的危害，从而防止上述现象的发生。

膳食纤维不可少，肠道健康离不了

膳食纤维进入人体消化道后，在胃中吸水膨胀，可增加胃内容物的体积，增强饱腹感。不可溶性膳食纤维进入肠道，成为肠内容物的一部分，由于吸水性强可以增加粪便的体积，从而刺激肠壁，加强肠蠕动；粪便含水量增加，可以降低粪便硬度，有利于排便；不可溶性膳食纤维还可以被结肠细菌发酵，产生短链脂肪酸和气体，从而刺激肠黏膜，促进粪便排出。不同膳食纤维吸收水分的作用差异较大，谷类纤维比水果、蔬菜类纤维能更有效地增加粪便体积和防止便秘。因此，家长应适当给孩子增加膳食纤维的摄入量。

碳水家族成员多，趋利避害慎选择

面粉、大米、玉米、土豆、红薯等食物都含有丰富的碳水化合物。粮谷类一般含碳水化合物达 60% ~ 80%，薯类含量为 15% ~ 29%，豆类为 40% ~ 60%。单糖和双糖的来源主要是白糖、糖果、甜食、糕点、水果、含糖饮料和蜂蜜等。全谷类、蔬菜水果等富含膳食纤维，一般膳食纤维含量在 3% 以上。

膳食纤维主要来源于植物性食物，如粮谷类的麸皮和糠含有大量纤维素、半纤维素和木质素；柑橘、苹果、香蕉、柠檬等水果，圆白菜、甜菜、豌豆、蚕豆等蔬菜含有较多的果胶。除了天然食物所含的膳食纤维外，近年还有许多从天然食物中提取的膳食纤维产品。

学龄儿童要保证适量碳水化合物摄入，与蛋白质和脂肪相比，碳水化合物是更容易被利用的能量。同时，谷类、薯类、水果及蔬菜摄入会增加膳食纤维的摄入，对预防儿童肥胖有重要意义。与此同时，应注意避免摄入过多的糖，特别是含糖饮料。

不同学龄儿童饮食中碳水化合物的可接受范围详见表 2-4。

表 2-4　学龄儿童膳食碳水化合物可接受范围（AMDR）

年龄（岁）	总碳水化合物 /%E	添加糖 /%E
6	50 ~ 65	< 10
7	50 ~ 65	< 10
8	50 ~ 65	< 10
9	50 ~ 65	< 10
10	50 ~ 65	< 10
11	50 ~ 65	< 10
14 ~ 17	50 ~ 65	< 10

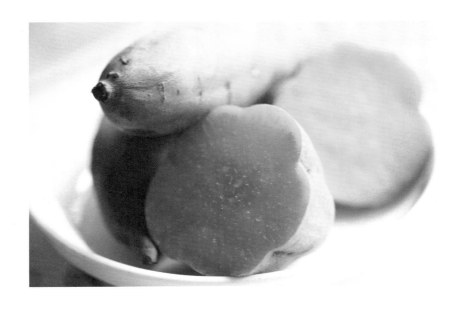

维生素，小身材大作用

维生素是维持机体生命活动中必不可少的一类微量有机化合物。维生素的种类很多，化学结构各不相同，虽然它们不是构成各种组织的主要原料，也不是能量来源，但是它们在机体物质和能量代谢过程中起着重要作用。

维生素种类多，作用各不同

维生素有两大家族——脂溶性维生素和水溶性维生素，它们化学结构不同，生理功能也不同。

脂溶性维生素不溶于水而溶于脂肪及有机溶剂中，包括维生素 A、维生素 D、维生素 E、维生素 K。在食物中它们常与脂类共存，在吸收上也会受肠道中脂类的影响。脂溶性维生素不容易排出体外，摄入过多会在体内蓄积而导致毒性作用；若摄入过少，可缓慢地出现相应维生素缺乏的症状。

水溶性维生素是指可溶于水的维生素，包括 B 族维生素（维生素 B_1、维生素 B_2、烟酸、泛酸、维生素 B_6、生物素、叶酸、维生素 B_{12} 等）和维生素 C。水溶性维生素在体内仅有少量贮存，很容易从尿液中排出，若摄入过少，很快会出现缺乏症状。

学龄儿童容易出现维生素缺乏

大多数维生素在体内不能合成，在身体中也不能大量储存，虽然需要量很小，但是必须由食物提供。当进食不够或食物选择不当时会导致维生素摄入不足；胃肠道功能降低或疾病状态下也会导致维生素吸收利用率降低；也有些情况是因为维生素需要量增多或流失增加导致体内维生素需要量相对增加，这也是生长发育期的学龄儿童容易出现维生素缺乏最常见的原因。

维生素 A 对学龄儿童的营养作用

儿童维生素 A 缺乏的发生率远高于成年人。

维生素 A 是构成视觉细胞内感光物质的成分，对暗视觉尤为重要。当维生素 A 不足时，暗适应时间会延长，暗适应能力下降，严重者可导致夜盲症。缺乏维生素 A 的儿童还会出现生长停滞、发育迟缓、骨骼发育不良以及免疫功能下降等症状。维生素 A 对维持上皮细胞正常功能也很重要，当维生素 A 不足或缺乏时，会削弱机体的黏膜屏障作用，容易发生感染，儿童易发生呼吸道感染及腹泻。

维生素 A 的来源

维生素 A 最好的来源是动物肝脏、鱼肝油、配方奶粉、奶油、蛋黄等。植物性食物只能提供 β- 胡萝卜素，β- 胡萝卜素进入人体可以转化为维生素 A。β- 胡萝卜素主要存在于深绿色或红、黄、橙色的蔬菜和水果中，如苦苣、苜蓿、羽衣甘蓝、胡萝卜、芹菜叶、菠菜、韭菜、豌豆尖、小白菜、羊肝菌、南瓜、红心红薯、沙棘、刺梨、杧果、蜜橘等。

除膳食来源之外，维生素 A 补充剂也常常被使用。应注意的是，维生素 A 补充剂要适量使用，用量过大不仅没有益处，反而会引起蓄积中毒。

不同学龄儿童膳食维生素 A 推荐摄入量详见表 2-5。

表 2-5　学龄儿童膳食维生素 A 推荐摄入量（RNI）（单位：ugRAE/d)

年龄（岁）	男	女
6	360	360
7 ~ 10	500	500
11 ~ 13	670	630
14 ~ 18	820	630

维生素 D 对学龄儿童的营养作用

维生素 D 对机体的作用很广泛，除了我们都熟知的促进钙、磷的吸收外，它还能调节体内激素水平，参与机体代谢。维生素 D 缺乏会导致肠道对钙、磷的吸收减少，肾小管对钙、磷的重吸收减少，影响骨钙化，造成骨骼和牙齿的矿物质异常。儿童时期维生素 D 缺乏容易发生龋齿，也可导致佝偻病和手足痉挛症。低维生素 D 与多种慢性疾病也有密切关系。

维生素 D 在大部分食物中含量较少，动物肝脏、蛋黄、三文鱼、蘑菇等食物当中维生素 D 含量相对丰富，但单纯靠食物很难满足身体需要。维生素 D 主要来源于紫外线照射下皮肤自身合成，建议学龄儿童增加户外活动量，多晒太阳，每天保证至少半小时户外活动时间。冬季晒太阳不足时可口服维生素 D 制剂来补充。

维生素 D 食物来源少，易缺乏

食物中维生素 D 含量极少，主要存在于深海鱼类、动物肝脏、蛋黄等动物性食品及鱼肝油制剂中。母乳和牛奶中维生素 D 的含量较少，谷类、蔬菜和水果中只含有少量的维生素 D 或几乎没有维生素 D 的活性成分。单靠食物可能无法满足人体对维生素D的需要。我国不少地区食用维生素A、维生素D强化牛奶，使维生素D缺乏症得到了有效的控制。

维生素D是唯一一种可以自身合成的必需营养素

维生素D既来源于膳食，又可由皮肤合成，经常晒太阳是人体廉价获得充足有效的维生素D的最好来源。建议学龄儿童多些户外活动，多晒太阳，以获取足够的维生素D。在阳光不足或空气污染严重的地区，很容易出现维生素D不足或缺乏，这时可以通过服用维生素D补充剂来满足身体需要。学龄儿童维生素D推荐摄入量为10ug/d。

对于已经出现维生素D不足或缺乏的儿童青少年建议及时就医，根据检测结果遵医嘱适量服用维生素D补充剂。

血清25-（OH）D水平被认为是反映机体维生素D营养状况的最佳指标，判定标准详见表2-6。

表 2-6　人体维生素 D 营养状况判定指标与标准

	血清（血浆）25-（OH）D 含量	
维生素 D 充足	≥ 30ng/ml	≥ 75nmol/L
维生素 D 不足	20 ~ 30ng/ml	50 ~ 75nmol/L
维生素 D 缺乏	< 20ng/ml	< 50nmol/L
维生素 D 严重缺乏	< 10ng/ml	< 25nmol/L

注：1ng/ml=2.5nmol/L

维生素C对学龄儿童的营养作用

维生素C缺乏会使血管脆性增加，容易出现牙龈出血、口腔溃疡、伤口愈合慢等情况；充足的维生素C能够促进肠道对铁的吸收，提高铁的利用率，有助于预防和治疗学龄儿童缺铁性贫血；维生素 C 可以将叶酸还原成具有生物活性的四氢叶酸，防止发生巨幼红细胞性贫血；维生素 C 还可以促进抗体形成，增强学龄儿童的抵抗力。

◆ 新鲜蔬菜水果是维生素 C 的最好来源

维生素 C 的主要来源为新鲜蔬菜和水果，一般是叶菜类含量比根茎类多，酸味水果比无酸味水果含量多。维生素 C 含量较丰富的蔬菜有辣椒、小白菜、羽衣甘蓝、苦瓜、西蓝花、白萝卜缨、香菜、圆白菜等。维生素 C 含量较多的水果有鲜枣、冬枣、沙棘、番石榴、猕猴桃、山楂、草莓、桂圆、荔枝、葡萄柚、金橘、橙子等，而苹果和梨的维生素 C 含量较少。有些野菜、野果中维生素 C 含量尤为丰富，如刺梨、沙棘、鲜枣、酸枣等，特别是枣、刺梨等水果中含有生物类黄酮，对维生素 C 的稳定性具有保护作用。

◆ 烹调方法不当，维生素 C 破坏多

食物中的维生素 C 在制作过程中很容易被破坏，要注意保护。如蔬菜不要长时间浸泡，要先洗后切，能生吃的食材尽量生吃，烹调时不要长时间加热，以急火快炒为宜，可适当添加淀粉勾芡或加醋烹调，以减少维生素 C 流失。另外，要注意保证蔬菜的新鲜度，现吃现买，不要长时间存放。

学龄儿童膳食维生素 C 推荐摄入量详见表 2-7。

表 2-7　学龄儿童膳食维生素 C 推荐摄入量（RNI）（单位：mg/d）

年龄（岁）	RNI
6	50
7 ~ 10	65
11 ~ 13	90
14 ~ 18	100

维生素 B$_1$ 对学龄儿童的营养作用

因为精加工谷类的普及，使得儿童维生素 B$_1$ 的缺乏成为比较普遍的营养问题。学龄儿童维生素 B$_1$ 摄入不足时，会出现食欲减退、易疲乏困倦、注意力不集中、学习效率降低等问题。严重缺乏时，会影响碳水化合物、蛋白质、脂肪三大供能营养素的正常代谢。

◆ 维生素 B$_1$ 来源广，加工损失多

维生素 B$_1$ 广泛存在于天然食物中，含量丰富的食物有谷类、豆类及干果类，动物内脏、瘦肉、禽蛋中含量也较多。日常膳食中维生素 B$_1$ 主要来自谷类食物，因为它普遍存在于谷类的表皮和胚芽中，所以米、面如果在加工过程中碾磨过于精细，可造成维生素 B$_1$ 大量损失。全谷类及粗杂粮维生素 B$_1$ 含量要远远高于精制米面，所以儿童膳食结构中要适量增加全谷类及粗杂粮，以保证摄入充足的维生素 B$_1$。

在烹调过程中，要注意减少维生素 B$_1$ 的损失。由于维生素 B$_1$ 具有易溶于水而且在碱性条件下很容易受热分解的特性，所以过分淘洗米或烹调中加碱都会导致维生素 B$_1$ 大量损失。一般温度下烹调食物时维生素 B$_1$ 损失不多，但高温烹调时损失可达 10% ~ 20%。

不同学龄儿童膳食维生素 B$_1$ 推荐摄入量详见表 2-8。

表 2-8 学龄儿童膳食维生素 B$_1$ 推荐摄入量（RNI）（单位：mg/d）

年龄（岁）	男	女
6	0.8	0.8
7 ~ 10	1.0	1.0
11 ~ 13	1.3	1.1
14 ~ 18	1.6	1.3

维生素 B₂ 对学龄儿童的营养作用

学龄儿童学习生活比较紧张，很容易发生维生素 B_2 缺乏症。维生素 B_2 缺乏早期主要表现为疲倦、乏力、注意力不集中，从而影响学习。维生素 B_2 长期缺乏会出现眼睛、口腔和皮肤的炎症反应，表现为眼睛瘙痒及烧灼感、唇炎、口角炎、舌炎、皮炎、阴囊炎以及角膜血管增生等。

维生素 B₂ 的食物来源

维生素 B_2 广泛存在于动植物性食物中，动物性食物较植物性食物含量高。动物肝脏、肾脏、心脏、奶类及蛋类含量尤为丰富；植物性食物以绿色蔬菜、豆类含量较高。维生素 B_2 在碱性溶液中很容易分解，对光也很敏感，所以食品加工过程中加碱，食物贮存和运输过程中日晒及不避光都可能导致维生素 B_2 损失。食物烹调方法不同，维生素 B_2 损失也不同，如蒸米饭比捞饭损失少；在烹调肉类时，油炸和红烧损失较多。

不同学龄儿童膳食维生素 B_2 推荐摄入量详见表 2-9。

表 2-9 学龄儿童膳食维生素 B₂ 推荐摄入量（RNI）（单位：ug/d）

年龄（岁）	男	女
6	0.7	0.7
7 ~ 10	1.0	1.0
11 ~ 13	1.3	1.1
14 ~ 18	1.5	1.2

维生素 B₁₂ 对学龄儿童的营养作用

维生素 B_{12} 缺乏最常见于素食学龄儿童及偏食、挑食的儿童。维生素

B_{12}缺乏可表现为记忆力下降，严重缺乏时可导致巨幼红细胞性贫血，也就是恶性贫血，危害比较大。学龄儿童要注意膳食均衡，避免偏食、挑食。

维生素 B_{12} 的食物来源

膳食中维生素 B_{12} 主要来源于动物性食物，最好的来源是肉类、动物内脏、鱼、禽及蛋类，乳及乳制品中维生素 B_{12} 含量较少。植物性食物基本上不含维生素 B_{12}。

不同学龄儿童膳食维生素 B_{12} 推荐摄入量详见表 2-10。

表 2-10　学龄儿童膳食维生素 B_{12} 推荐摄入量（RNI）（单位：ug/d）

年龄（岁）	RNI
6	1.2
7 ~ 10	1.6
11 ~ 13	2.1
14 ~ 18	2.4

叶酸对学龄儿童的营养作用

叶酸也叫维生素 B_9，是学龄儿童生长所必需的营养素。不同食物中叶酸的生物利用率差别较大。如出现叶酸缺乏，可导致巨幼红细胞性贫血，初期表现为食欲差、乏力、注意力不集中等，久而久之会出现记忆力下降，影响学龄儿童的智力发育。

叶酸的食物来源

叶酸广泛存在于动植物性食物中，较好的食物来源有动物肝脏、鸡蛋、海苔、红苋菜、菠菜、香菜、茼蒿、蒜苗、娃娃菜、橘子、草莓、菠萝、香蕉、绿豆、黄豆、花生米、核桃等。叶酸在食物贮存和烹饪过程中可损失 50% ～ 70%，最高可达 90%。但食物中维生素 C 含量较高时，叶酸的损失可相对减少。

不同学龄儿童膳食叶酸推荐摄入量详见表 2-11。

表 2-11　学龄儿童膳食叶酸推荐摄入量（RNI）（单位：ugDFE/d）

年龄（岁）	RNI
6	190
7 ～ 10	250
11 ～ 13	350
14 ～ 18	400

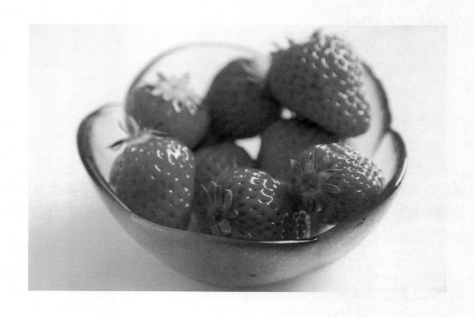

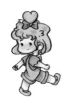

矿物质的积累要从小做起

矿物质是构成人体组织和维持正常生理功能所必需的元素总称，也称无机盐。按照化学元素在体内含量的多少不同，我们又将矿物质分为常量元素和微量元素两大类。

常量元素又称宏量元素，是指在体内含量大于体重 0.01% 的矿物质，如钙、镁、磷、钾、钠、氯、硫等。微量元素是指在体内含量小于体重 0.01% 的矿物质，如铁、锌、硒、铜、碘等，它们虽然含量很少，却是构成人体组织、参与机体代谢、维持生理功能所必需的营养素。也有一些特殊微量元素如氟、铅、铬、汞、砷、铝、锡和锂，在低剂量的时候可能具有一定的功能和作用，但是超量是具有毒性的。

矿物质的特性

矿物质在体内不能合成，而且每天都有一定量的矿物质随着尿液、粪便、汗液、毛发、指甲、上皮细胞脱落以及月经等过程排出体外，因此为满足机体需要，矿物质必须不断地从饮食中得到补充。

矿物质是唯一可以通过天然水途径获取的营养素，而且很容易被机体吸收。但长期饮用矿物质含量超标的水容易产生毒性作用。

矿物质之间存在拮抗或协同作用，例如，钙与铁不能同时服用，钙摄入过多会抑制铁的吸收；过量铁或铜可以抑制锌的吸收和利用，而摄入过量的锌也可以抑制铁的吸收；铁可以促进氟的吸收。

某些矿物质元素在体内的生理剂量与中毒剂量范围较窄，摄入过多很容易产生毒性作用。例如，我国居民氟的适宜摄入量为 1.5mg/d，而其可耐受最高摄入量仅为 3.5mg/d，很容易超标。

矿物质缺乏与过量的常见原因

　　一是环境因素的影响。例如，土壤中某种矿物质含量过低或过高，会导致这种环境下生长的食物或饮用水中这种矿物质的含量也过低或过高，长期摄入这样的食物或饮用水就会引起某种矿物质不足或过量。二是食物自身成分的影响。有些食物中天然存在矿物质拮抗物，如菠菜中含有较多草酸盐，可与钙或铁结合成难溶的螯合物而影响钙或铁的吸收。三是受食物加工的影响。食物加工过程中会造成矿物质的损失，如谷类食物碾磨过于精细、蔬菜长时间浸泡或炖煮时间过久都会造成矿物质大量损失。四是饮食结构偏差的影响。例如，因厌食、挑食或疾病状态下，导致食物量摄入不足或食物品种太单一，使矿物质达不到机体需要量，尤其儿童青少年时期生理需要量增加，而饮食摄入不足很容易出现矿物质缺乏。

钙对学龄儿童的营养作用

　　学龄期正值生长发育高峰，特别是青春期前期及青春期。钙的营养状况直接决定着骨骼的生长，同时也会影响到成年后的峰值骨量，钙摄入量充足的青少年，进入老年期后发生骨质疏松的风险会降低。因此，为了满足突增高峰的需要，钙的摄入量要有所增加，在学龄阶段更要保证摄入充足的含钙丰富的食物，同时要注意吸收率的影响，首选含钙高又容易被吸收的食物。

钙的食物来源

不同食物钙的含量差异较大，含钙较多的食物见表 2-12。

表 2-12　含钙丰富的食物（单位：mg/100g）

食物	含量	食物	含量	食物	含量
虾皮	991	苜蓿	713	酸枣仁	435
虾米	555	荠菜	294	花生仁	284
河虾	325	雪里蕻	230	紫菜	264
泥鳅	299	苋菜	187	海带（湿）	241
红螺	539	乌塌菜	186	黑木耳	247
河蚌	306	油菜薹	156	全脂牛乳粉	676
鲜海参	285	黑芝麻	780	酸奶	118

钙源是否优秀除了看钙的含量，还要看生物利用率。不同食物中钙的生物利用率差异很大，例如奶及奶制品不仅钙含量高，吸收率也高，因此生物利用率高。而菠菜虽然钙含量也很高，但它的吸收率却很低，这就导致生物利用率也较低（表 2-13）。

表 2-13　可吸收钙的食物来源比较

食物（100g）	钙含量（mg）	钙吸收率（%）	食物（100g）	钙含量（mg）	钙吸收率（%）
奶	110	32.1	豆（红豆）	23.5	24.4
奶酪	721	32.1	甘薯	26.8	22.2
酸奶	160	32.1	甘蓝	70	49.3
豆（斑豆）	51.8	26.7	小白菜	90	53.8
豆（白豆）	103	21.8	菠菜	13	55.1

不同学龄儿童膳食钙推荐摄入量详见表2-14。

表2-14 学龄儿童膳食钙推荐摄入量（RNI）（单位：mg/d）

年龄（岁）	RNI
6	800
7～10	1000
11～13	1200
14～18	1000

铁对学龄儿童的营养作用

铁在人体内最重要的作用就是合成血红蛋白、参与氧的运送过程，在维持正常的造血功能、免疫功能等方面都发挥着重要作用。

学龄儿童由于生长发育迅速，需要增加更多的肌肉，而肌蛋白和血红蛋白的合成都需要铁来参与，这就使得铁的需要量增加。另外，女孩由于月经来潮后的生理性铁丢失，更容易发生贫血。如果出现贫血，对学龄儿童的生长发育和健康都会产生不利影响，造成体力、身体抵抗力及学习能力下降。青春期贫血是女生常见的疾病，要特别关注青春期女生的铁摄入情况。

铁的食物来源

动物性食物含铁丰富，而且所含血红素铁更容易吸收。动物血、动物肝脏、红肉被称为补铁"铁三角"，另外，乳鸽、牛肾、牛心、猪肾、羊肾、蛋黄的铁含量也较为丰富。大豆制品以及菌藻类等植物性食物含铁量虽然也很丰富，但都是非血红素铁，吸收利用率很低。牛奶及奶制品中含铁量普遍不高。

学龄儿童膳食铁推荐摄入量详见表 2-15。

表 2-15　学龄儿童膳食铁推荐摄入量（RNI）（单位：mg/d）

年龄（岁）	男	女
6	10	10
7 ~ 10	13	13
11 ~ 13	15	18
14 ~ 18	16	18

锌对学龄儿童的营养作用

锌对学龄儿童生长发育、智力发育、免疫功能、物质代谢和生殖功能等都具有重要的作用。由于这个阶段生长发育迅速，特别是肌肉组织的迅速增加以及性的成熟，学龄儿童体内锌的需求量增多，需要相应增加锌的摄入量。儿童缺锌主要表现为食欲差、味觉迟钝甚至丧失，严重缺乏可能导致生长发育迟缓、性发育不良以及免疫功能受损。

锌的食物来源

孩子如出现锌缺乏的表现，要注意多摄入含锌丰富的食物。锌的食物来源较广泛，贝壳类海产品，如牡蛎、蛏子、扇贝，红色肉类以及动物内脏都是锌的良好来源。蛋类、豆类、谷类胚芽、燕麦、花生等也富含锌。蔬菜及水果类锌含量相对较低。

学龄儿童膳食锌推荐摄入量详见表2-16。

表 2-16　学龄儿童膳食锌推荐摄入量（RNI）（单位：mg/d）

年龄（岁）	男	女
6	5.5	5.5
7 ~ 10	7.0	7.0
11 ~ 13	10	9
14 ~ 18	11.5	8.5

碘对学龄儿童的营养作用

碘在体内主要参与甲状腺素的合成。甲状腺素是人体重要的激素，在学龄儿童生长发育过程中发挥着重要作用。

碘缺乏会引起甲状腺代偿性增生、肥大。儿童缺碘可以引起生长发育迟缓、智力低下，危害还是比较大的，儿童饮食一定要注意保证适量碘的摄入。但碘摄入过多同样对身体有害，可引起高甲状腺肿。

碘最直接的来源就是加碘盐，儿童膳食除正常食用加碘盐外，还要注意经常食用含碘比较丰富的海产品。

碘的食物来源

加碘盐是碘的最主要、最稳定的来源。食物中碘含量的地域差异较大，主要是受环境的影响，也受食物烹调加工方式的影响。海产品中含碘较丰富，如海带、紫菜、裙带菜、淡菜、海参、虾皮等是碘良好的食物来源。

学龄儿童膳食碘推荐摄入量详见表 2-17。

表 2-17　学龄儿童膳食碘推荐摄入量（RNI）(单位：ug/d)

年龄（岁）	RNI
6	90
7 ~ 10	90
11 ~ 13	110
14 ~ 18	120

钾对学龄儿童的营养作用

钾是人体中非常重要的微量元素，可以维持糖、蛋白质的正常代谢。葡萄糖和氨基酸经过细胞膜进入细胞合成糖原和蛋白质时，必须有适量的钾离子参与，如果钾缺乏，糖、蛋白质的代谢将受到影响。钾还有拮抗钠的作用，可以降低血压。

钾的食物来源

大部分食物都含有钾，其中蔬菜和水果是钾最好的来源。

学龄儿童膳食钾推荐摄入量详见表 2-18。

表 2-18　学龄儿童膳食钾推荐摄入量（RNI）(单位：mg/d)

年龄（岁）	RNI
6	1200
7 ~ 10	1500
11 ~ 13	1900
14 ~ 18	2200

钠对学龄儿童的营养作用

钠与能量代谢有密切关系，还参与糖代谢和氧的利用。一定含量的钠能维持体内水的平衡和酸碱平衡，还可维持血压正常，增强神经肌肉兴奋性，但是过多的钠会导致血压升高。

钠的食物来源

钠普遍存在于各种食物中，一般动物性食物钠含量高于植物性食物，但人体钠的来源主要为食盐，以及加工、制备食物过程中加入的钠或含钠的复合物（如谷氨酸钠、碳酸氢钠等），酱油、盐渍或腌制肉、烟熏食品、酱菜、咸菜、发酵豆制品、咸味休闲食品等也含有较多的钠。此外，有些地区饮用水的钠含量也很高。日常生活中往往容易出现钠摄入超标，需要相应限制高钠食物的摄入，但在高温环境中大量出汗的情况下，因钠在大量汗液中丢失，需及时补充生理盐水或含钠饮品。

学龄儿童膳食钠推荐摄入量详见表 2-19。

表 2-19　学龄儿童膳食钠推荐摄入量（RNI）（单位：mg/d）

年龄（岁）	RNI
6	900
7 ~ 10	1200
11 ~ 13	1400
14 ~ 18	1600

孩子喝水少，麻烦少不了

水是维持生命的重要物质基础，断水对生命而言比断食的危害更为严重。水在消化、吸收、循环、排泄过程中可协助加速营养物质的转运和代谢废物的排泄，从而维持正常新陈代谢。

人体每天都要摄入一定量的水才能更好地保障身体功能的正常运转。但随着时代变迁，越来越多的"饮用品"问世，让如今的孩子爱不释手。饮料各种诱人的味道不仅会让孩子喝上瘾，更会产生厌水的表现。很多家长都知道长期喝饮料的坏处，却对孩子只喝饮料不喝水感到无奈。孩子对各种口味的饮料不离手，是现如今很多父母颇为头疼的一个问题。

学会正确喝水也是一件"技术活"

体内水的来源包括饮水、食物中的水及内生水三大部分。水的排出是以肾脏为主，约占60%，其次是经肺、皮肤、粪便排出。正常人每天水的获取和排出处于动态平衡。人体对水的需要量主要受代谢情况、年龄、体力活动、温度、膳食等因素的影响，所以水的需要量不是一成不变的，不同状态下变化还是很大的。学会正确喝水既能满足身体的需要，又不至于增加身体代谢负担，这样才是最有利于健康的。

常见的饮用水既包含白开水、矿泉水、纯净水、苏打水，也包括茶水、咖啡、奶茶、果汁、冷饮、碳酸饮料、运动饮料等。对学龄儿童来说，宜首选白开水，矿泉水、纯净水、苏打水、淡茶水、蔬菜汁也可以适当选择，而其他各种味道的饮品、饮料均不推荐。因为含糖饮料往往添加了大量精制糖，摄入过多容易导致体重增加和龋齿的发生，甚至会影响孩子的食欲，最终导致瘦的孩子越来越瘦，胖的孩子却越来越胖。

饮水量要达标，但也别超标

学龄儿童每天需水量为 1600 ~ 2500ml，其中 50% ~ 60% 来源于饮用水（详见表 2-20）。饮水量少会导致身体脱水，表现为口渴、尿少、尿比重增高以及学习效率降低等，严重者还可以导致皮肤黏膜干燥、口舌干裂、声音嘶哑、高热、烦躁、精神恍惚等。虽然饮水量不足会影响健康，但也不是越多越好，如大量饮水也可能导致水中毒，同样会危害健康。所以饮水量要达标，但也别超标。

表 2-20　学龄儿童饮水推荐量 (单位：ml)

年龄（岁）	男		女	
	饮水量	饮水和整体膳食水摄入量	饮水量	饮水和整体膳食水摄入量
6	800	1600	800	1600
7 ~ 10	1000	1800	1000	1800
11 ~ 13	1300	2300	1100	2000
14 ~ 18	1400	2500	1200	2200

注意：在高温或身体高强度活动的情况下，应适当增加饮水量。

在特殊情况下，如运动量大出汗多、高温、高原环境下以及胃肠道炎症引起呕吐、腹泻时，可造成人体大量失水，要注意及时适量补充，防止身体脱水。

◆ 不要等到口渴才喝水，要主动喝

体内水的平衡受神经系统调节，其中渴觉中枢是调节体内水平衡的重要环节。当水分不足时，可引起渴觉中枢神经兴奋，激发饮水行为，表现为口渴、尿少等，此时身体已经明显缺水了。所以不要等到口渴才喝水，要养成主动喝水的好习惯，晨起、三餐前后 1 小时、课间都是喝水的好时机。日常可以通过观察尿液颜色判断身体是否缺水，除晨起外，白天的尿液颜色清亮不发黄，说明饮水量是充足的。

◆ 饮水宜小口分次喝，勿豪饮

饮水时一次不要喝得过多、过快，快速大量喝水会迅速稀释血液，增加心脏负担，而且还容易同时吞进大量空气，引起打嗝或腹胀。在进餐前大量饮水会冲淡胃液，影响对食物的消化。科学的喝水频率为每间隔30 ~ 60 分钟喝两三口，可以把一口水含在嘴里，分几次慢慢咽下，这样才能充分滋润口腔和喉咙，有效缓解口渴。

◆ 喝水好习惯，从小要培养

要让孩子养成爱喝水的好习惯，应该从小做起。父母要以身作则，起到榜样的作用，带动孩子一起完成喝水这件事情，而且要在家里营造喝水的氛围，随手都可以拿到水喝。家里不要放置饮料。要让孩子不喝饮料，家长首先要放弃喝饮料。也可以带孩子一起亲手制作各种颜色的蔬菜汁，增加孩子喝水的趣味性。

上学时可以让孩子随身带一个自己非常喜欢的水杯，这样可以激发孩子对喝水的兴趣。也可以给孩子建立饮水规律，固定几个喝水时间点，适时予以提醒，从少量喝水开始，再逐渐增加次数和水量，培养孩子定时喝水的习惯。

学龄儿童饮水推荐量详见表 2-20。

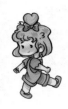

吃动平衡，儿童健康更要动起来

现代人们生活方式不断变化，身体活动不足和久坐行为已经越来越普遍，而且已经对身体健康造成了严重危害，成为全球范围死亡的主要危险因素之一。正因为身体活动不足和久坐有如此大的健康危害，世界卫生组织提出的四大健康基石就包括适量的身体活动。

儿童阶段是养成健康生活方式最重要的阶段，必须引起重视。儿童期的各种不良生活方式与许多成年期疾病尤其是慢性非传染性疾病息息相关，身体活动不足也是其中一项，所以在儿童期养成良好的身体活动习惯是促进儿童身体健康最好的措施。

身体活动让学龄儿童获益多

身体活动既包括各种职业工作、家务、休闲活动，也包括体育运动和以健康为目的的身体锻炼。运动是身体活动的一种具体的类型，是为了健康而进行的有计划、有组织、有规律的身体活动。

学龄儿童每天都要进行充足的户外运动，这不仅能够增强体质和耐力，还可以提高身体各部位的协调性和柔韧性，对于保持健康体重、预防和控制肥胖也可以起到很好的作用，甚至对成年后某些慢性疾病的发生也有一定的预防作用。

孩子在进行户外运动的同时还能接受一定量的紫外线照射，有利于体内维生素 D 的合成，有利于骨骼的健康发育。另外，身体活动还有益于心理健康，让孩子保持愉悦的心情，也有助于认知发展和学习成绩的提高；

群体的户外活动也可以提高孩子的社交技能。

学龄儿童身体活动形式宜多样

身体活动有不同的分类方法，按强度可以分为低等、中等和高等强度；按类型可以分为有氧运动、无氧运动、抗阻运动等。

有氧运动是机体在供氧充足的情况下进行的运动，长期坚持有氧运动能够提高身体的供氧能力。常见的有氧运动项目包括快走、慢跑、游泳、骑自行车、跳舞、做操等。

无氧运动是指身体进行非常剧烈或急速爆发的运动。无氧运动时身体需要能量比较大，有氧分解代谢的氧不能满足此时的能量需求，于是进行无氧代谢，以迅速产生大量能量供给机体需要。与有氧运动相比，无氧运动强度高、持续时间短。常见的无氧运动项目有快跑、投掷、跳高、跳远、拔河、举重等。

抗阻运动又称力量训练，是克服外来阻力时进行的主动运动，也是提高肌肉力量的重要手段。常见的抗阻运动项目有引体向上、仰卧起坐、俯卧撑、高抬腿运动、后蹬跑等。大部分抗阻运动为无氧运动。

学龄儿童身体活动形式要多样，要把有氧运动、无氧运动结合起来，交替进行。形式多样的身体活动会带来更多的健康获益。

学龄儿童活动量要因人而异、循序渐进

对于学龄儿童来说，每天活动量要因人而异，以自身能耐受的程度为标准，循序渐进增加运动量。对于缺乏身体活动的儿童来说，可以采取渐进式方法逐步增加身体活动量和身体活动强度，先从较小活动量、低强度的运动开始，逐渐增加持续时间、频率和强度，达到每天累计 60 分钟的中、高强度身体活动，以全身有氧运动为主，每周至少 3 天的高强度身体活动和增强肌肉力量、骨骼健康的抗阻运动，至少掌握一项运动技能。

对于目前身体活动不足的儿童，即使开始阶段身体活动尚未达到推荐量，也会给身体健康带来益处。

注意防护，避免运动损伤

活动量少的儿童更容易出现肌肉骨骼损伤，逐渐加强运动能力可以有效减少这些损伤。在运动过程中也可能发生运动损伤，要积极采取适当防护措施，有效预防或降低伤害的发生风险。在运动前要充分进行拉伸和热身活动，运动后进行恢复运动，在运动过程中也要注意做好安全防护。可以根据不同运动类型穿戴相应的防护用具，以降低伤害发生的风险，同时也要注意选择安全的活动场所。

学龄儿童要注意久坐的危害

久坐行为是指在坐姿、斜靠或卧姿时看电视，看手机，使用计算机、平板电脑等行为，也包括在校上课学习、做功课，乘坐交通工具时的坐姿等。久坐行为对儿童的健康是不利的，而且这种影响是一种累积的过程，甚至会影响到成年后的健康状况。久坐行为与儿童超重肥胖有一定的关系，而超重和肥胖的增加与儿童期 2 型糖尿病、高血压、胆固醇升高、哮喘等疾病发病率上升有着直接关系，尤其是基于"屏幕时间"的久坐行为的危害已得到证实。

需要注意的是，久坐行为对健康的危害是独立于身体活动之外的，也就是说，即使达到了每天推荐的 60 分钟的中高强度身体活动量，如果每天仍有较长时间的久坐行为，依然会对健康产生不利影响。所以对于学生来说，在课间休息时应进行适当的活动，减少持续久坐行为，每天屏幕时间应限制在 2 小时内。

学龄儿童身体活动和久坐行为推荐量详见表 2-21。

表 2-21　儿童青少年身体活动和久坐行为推荐量

内容	强度	频率或时间
身体活动	中、高强度身体活动（大多数为有氧身体活动）	每天累计 ≥ 60 分钟
	有高强度身体活动和增强肌肉力量、骨骼健康的抗阻运动	每周 ≥ 3 天
久坐行为		每天屏幕时间限制在 2 小时内，减少因课业任务引起的持续久坐行为，课间休息时应进行适当的身体活动

第 3 章

滋养我们身体的
各种食物

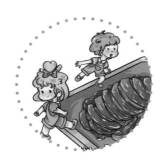

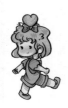

认识餐桌上的各类食物

目前为止，没有任何一种食物可以满足人类生存所需的所有营养，每一类食物都有自己的营养特点及擅长的部分。例如，蔬菜蛋白质含量很低，但富含矿物质、维生素；肉类富含蛋白质，但几乎不含碳水化合物；谷类富含碳水化合物，但几乎不含脂肪；等等。

这就意味着，想要摄取足够的营养，就需要将各种食物进行排列组合，妥善安排自己的一日三餐，以满足自己的生存需要，这就是膳食模式，也就是每天吃什么、吃多少。接下来，先一起认识一下我们餐桌上的各类食物。

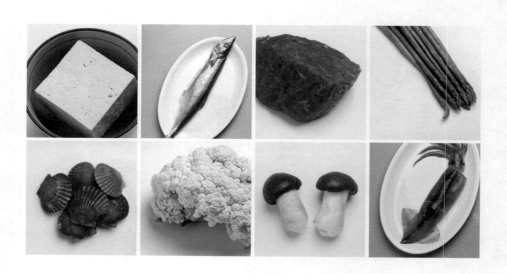

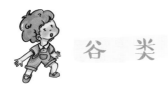

谷类

米、面及各种杂粮构成的谷类是我们最重要的主食来源。主食，顾名思义，是主要食物的意思。主食对正处于生长发育期的儿童来说尤为重要，是儿童每日必不可少的一大类食物。一方面，主食提供的能量几乎占儿童每日能量供应量的一半；另一方面，主食中所含的营养素也是儿童每日所需各种营养素的一个重要来源。

谷类是主食中最重要的一类，我们常吃的大米、面粉、小米、玉米等都属于谷类。

谷类的营养特点

谷类富含碳水化合物（占谷类重量的 40% ~ 70%），几乎不含脂肪，蛋白质含量通常在 10% 左右。单看谷类的蛋白质含量并不算高，但由于人们每天摄入的谷类数量很多，其所含的蛋白质约占每日蛋白质供应的一半，因而也是不容忽视的蛋白质来源。不过，谷类蛋白质大都是非优质蛋白质，单独食用并不能满足人体需要，而要跟富含优质蛋白质的鱼、肉、蛋、奶、豆制品等食物一起吃，才能实现蛋白质互补。

谷类也是维生素、矿物质的重要来源之一，特别是 B 族维生素非常丰富。但由于谷类的结构特点，维生素和矿物质主要在外层的谷皮和糊粉层上，它们在谷物碾磨的过程中会有一部分损失，越是精细的米面，维生素和矿物质损失越大。所以不建议只吃精米、精面，而应多吃一些粗粮，这样有助于摄入更多的维生素、矿物质。

B 族维生素属于水溶性维生素，很容易被破坏，而且维生素 B₁ 怕碱，遇碱后营养物质会被破坏，所以煮粥时间不宜过长，更不要为了增加黏稠感而加碱。

儿童每天应该摄入多少谷类

儿童每日谷物推荐摄入量见表 3-1。

表 3-1　儿童谷类推荐摄入量

年龄（岁）	谷类推荐摄入量（克 / 日）
2 ～ 3	75 ～ 125
4 ～ 5	100 ～ 150
6 ～ 10	150 ～ 200
11 ～ 13	225 ～ 250
14 ～ 17	250 ～ 300

《中国学龄儿童膳食指南（2022）》推荐儿童每天摄入的谷类中应包含一定比例的全谷物及杂豆。6 ～ 13 岁儿童推荐每天摄入 30 ～ 70 克；14 ～ 17 岁儿童推荐每天摄入 50 ～ 100 克。

推荐几种营养丰富的谷类

◆ 燕麦

燕麦最值得一提的营养就是它具有非常独特的膳食纤维——β- 葡聚糖，这是一种可溶性的膳食纤维。燕麦煮粥的时候有一点黏黏的感觉，这种黏黏的物质就是 β- 葡聚糖，它不但对肠道健康有好处，而且对调节成年人血脂也有很好的效果。

◆ 黑米

黑米表皮那层黑乎乎的物质中富含大量抗氧化物质——花青素。花青素是一种天然色素，同时具有很强的抗氧化作用，研究表明，它清除自由基的能力明显强于维生素 C、维生素 E。但黑米很容易将大米染色，如果黑米放多了，煮出来的饭黑乎乎的，容易影响食欲，所以煮饭时黑米所占比例不宜超过三分之一。

◆ 藜麦

藜麦，原产于南美洲安第斯山脉，是印加土著居民的主要传统食物，有 5000 ～ 7000 年的种植历史，古代印加人称之为"粮食之母"。它之所以成为"网红"，与历史无关，主要是因为它的营养价值：它的蛋白质含量及质量都非常优秀，并且富含矿物质、维生素、膳食纤维，被誉为"最适宜人类的完美营养食品"。

◆ 玉米

每年的 7 ～ 9 月份是玉米最好吃的季节。近年来上市了很多新品种玉米，例如水果玉米，它的口感软糯香甜，深受儿童的喜爱。玉米胚芽（也就是吃玉米时极容易掉落的浅黄色小颗粒）是非常有营养的部分，富含不饱和脂肪酸和维生素 E，吃玉米时记得要吃掉它们，千万别浪费。

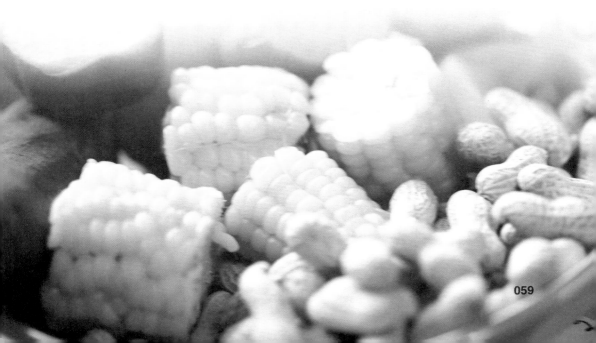

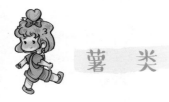

薯　类

薯类是指具有可供食用块根或块茎类的陆生作物，我国主要的食用薯类是马铃薯、甘薯。大部分薯类既可以做主食，也可以做菜食用，是深受儿童喜欢的一类食材。

薯类的营养特点

薯类富含碳水化合物，淀粉含量在 20% 左右，而且因其价格比较便宜，很多薯类被制作成烹饪用的淀粉，例如马铃薯淀粉、木薯淀粉等。薯类几乎不含脂肪，这点跟谷类很相近，但是薯类的蛋白质含量低，这一点不如谷类。如果长期以薯类为主食，其他优质蛋白质又摄入不足的话，很容易导致膳食蛋白质摄入不足。

薯类还含有较多的矿物质和 B 族维生素，例如马铃薯的钾含量非常高，甘薯中的胡萝卜素含量较高。此外，薯类还含有维生素 C，而谷类食物几乎不含维生素 C。

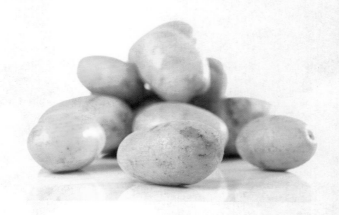

儿童每天应该摄入多少薯类

儿童每日薯类推荐摄入量见表 3-2。

表 3-2　儿童薯类推荐摄入量

年龄（岁）	薯类推荐摄入量（克/日）
2 ~ 3	适量
4 ~ 5	适量
6 ~ 10	25 ~ 50
11 ~ 13	25 ~ 50
14 ~ 17	50 ~ 100

推荐几种营养丰富的薯类

◆ 马铃薯

马铃薯又名土豆、山药蛋、洋芋等。马铃薯具有其他主食不具备的一些营养优势，例如它的维生素 C 含量很高，而且其所含的维生素 C 被淀粉很好地包裹，起到了保护维生素 C 的作用，经过烹调维生素 C 也不易被破坏。不过，需要注意的是，马铃薯作为菜肴，烹调时能充分吸收汤汁里的油脂，使其味道格外香糯，儿童很容易吃多，需要控制体重的儿童吃马铃薯的同时需要相应减少其他主食的量。

◆ 甘薯

甘薯又名红薯、白薯、山芋、地瓜等。很多研究已证实，甘薯在预防和缓解便秘方面有很好的效果，这主要是因为其含有大量的膳食纤维。膳食纤维可以促进胃肠蠕动，刺激排便。另外，膳食纤维遇水会膨胀，可以增加粪便体积，也有促进排便的作用。需要注意的是，儿童消化功能稍弱，如果进食大量的膳食纤维，容易引起胀气和胃部不适，因此要适量食用。

 杂豆类

豆类泛指所有能产生豆荚的双子叶显花植物，按照营养成分含量的多少可分为两大类：一类是黄豆、青豆和黑豆等，统称为大豆类；另一类是除了大豆类以外的其他豆类，也经常称作杂豆类。

杂豆类的营养特点

杂豆类的主要营养特点是高蛋白、高碳水化合物、低脂肪，其蛋白质含量在 20% 左右，脂肪含量在 1% 左右，碳水化合物含量较高，如赤小豆、绿豆、蚕豆等碳水化合物含量在 60% 以上。所以，杂豆类的营养价值更接近谷类。

杂豆类的蛋白质含量及质量均优于谷类，维生素 B_1 及维生素 B_2 含量丰富，高于普通谷类，一些豆类发芽后还产生维生素 C，营养价值有所提升。杂豆类还含有一些糖类，所以有甜味，深受人们喜爱，比如赤小豆就经常作为一些传统中式点心的馅料。

推荐几种营养丰富的杂豆类

◆ 绿豆

绿豆蛋白质含量在 21% ~ 28%，且为优质蛋白，富含各种氨基酸，尤其是谷类中普遍缺乏的赖氨酸。所以绿豆非常适合跟大米一起煮饭或者煮粥，可以实现蛋白质互补，提升一餐饭整体的营养水平。

◆ 鹰嘴豆

鹰嘴豆进入中国的时间不长，但在中东地区已经有很长的食用历史。它的中文名字之所以叫鹰嘴豆，是因为它尖尖的胚根部分凸起，像极了鹰嘴。鹰嘴豆钾含量超高，每 100 克约有 830 毫克钾，如果每天吃 50 克鹰嘴豆，差不多能摄入我们每日所需三分之一的钾。

鹰嘴豆自带坚果味，做成的鹰嘴豆泥有黄油般的质地，非常适合儿童食用。

◆ 白扁豆

白扁豆质地较硬，即便煮粥也不易煮烂，所以在煮饭前应至少浸泡 8 小时。不过，它不易煮烂的皮正是它营养汇集的关键部位，其含有大量的膳食纤维和矿物质。每 100 克白扁豆约含有 13.4 克膳食纤维，超过了我们全天膳食纤维推荐量的一半。

培养吃粗粮的习惯应该从儿童时期开始

培养爱吃粗粮的习惯应该从儿童时期开始，因为成年以后培养良好的饮食习惯的难度要远远高于儿童期。粗粮的范围比较广，包括小米、玉米、黑米等杂粮，赤小豆、绿豆、白扁豆等杂豆，以及全麦粉和糙米，广义上马铃薯、甘薯等薯类也算粗粮。《中国学龄儿童膳食指南（2022）》推荐儿童每天摄入的谷类中应包含一定比例的全谷物及杂豆。

全谷物，指完整的谷物种子或虽经碾磨、粉碎等加工过程但仍保留了与完整颖果一致的胚乳、胚芽与麸皮比例。

2017 年的全民营养周，中国营养学会推出了中国十大好谷物名单，即全麦粉、糙米、燕麦米 / 片、小米、玉米、高粱米、青稞、荞麦、薏米、藜麦，这些都是非常适合儿童的全谷物，烹饪中都可以适量添加。

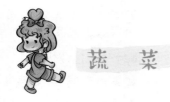

蔬　菜

　　孩子不爱吃蔬菜，这恐怕是令很多家长头痛的难题。不过，不必纠结孩子不吃哪些蔬菜，而是应先从孩子能接受的蔬菜开始尝试。我国目前的蔬菜种类繁多，普遍栽培的有 50 ~ 60 种，各地市场中常见的蔬菜也有百余种，这么多种蔬菜，认真筛选，总能挑选一些适合孩子且孩子爱吃的。

蔬菜的营养特点

　　蔬菜能量低、碳水化合物含量低、蛋白质含量低，脂肪含量也很少，但依然是营养丰富的食物，这是因为蔬菜是我国居民膳食中矿物质、维生素、膳食纤维的主要来源，特别是钾、镁、B 族维生素及维生素 C 含量丰富。另外，蔬菜还含有很多独特的植物化学物，如类胡萝卜素、花青素、番茄红素、黄酮类化合物等，这些独特的植物化学物质大都有抗癌、抗氧化的作用。

　　膳食纤维可以促进肠道蠕动，促进肠道有益菌增殖，调节体内酸碱平衡。多吃蔬菜有助于降低心血管疾病、糖尿病等慢性病和某些癌症的发病风险。

蔬菜的种类

常见的蔬菜种类有以下 8 种

根菜类：白萝卜、青萝卜、胡萝卜、芥菜头、根芹菜等。

鲜豆类：扁豆、蚕豆、荷兰豆、毛豆、豌豆尖、豇豆、芸豆等。

茄果、瓜菜类：茄子、辣椒、番茄、秋葵、葫芦、黄瓜、南瓜、冬瓜、西葫芦、丝瓜等。

葱蒜类：大蒜、青蒜、蒜黄、蒜薹、大葱、细香葱、洋葱等。

嫩茎、叶、花菜类：大白菜、白菜薹、红菜薹、油菜、小白菜、乌塌菜、鸡毛菜、娃娃菜、圆白菜、菜花、芥菜、生菜、莜麦菜、结球甘蓝、西蓝花、菠菜、香菜、香芹、茼蒿、茴香、莴笋、白凤菜、荠菜、苋菜、萝卜缨、南瓜藤、竹笋、百合等。

水生蔬菜类：西洋菜、菱角、蒲菜、水芹菜、茭白、荸荠、慈姑、莲藕等。

薯芋类：马铃薯、山药、姜、芋、豆薯、魔芋、甘露子（草石蚕）、菊芋等。

野生蔬菜类：艾蒿、白花桔梗、白薯叶、百里香、朝鲜蓟、刺楸、独行菜、槐花、黄麻叶、罗勒、马兰头、苦苦菜、牛蒡叶、蒲公英叶、香椿、野韭菜、香茅、榆钱、鱼腥草、枸杞叶、蕨菜等。

　　蔬菜的种类这么多，带孩子多认识一些蔬菜，可激发孩子对蔬菜的兴趣。

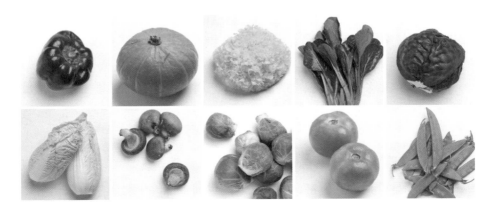

儿童每天应该摄入多少蔬菜

儿童每日蔬菜推荐摄入量见表 3-3。

年龄（岁）	蔬菜推荐摄入量（克／日）
表 3-3　儿童蔬菜推荐摄入量	
2 ～ 3	100 ～ 200
4 ～ 5	150 ～ 300
6 ～ 10	300
11 ～ 13	400 ～ 450
14 ～ 17	450 ～ 500

推荐几种营养丰富的蔬菜

◆ 油菜

每 100 克油菜中含钙约 148 毫克，约为牛奶含钙量（每 100 克牛奶中含钙约 107 毫克）的 1.5 倍，能量却只有大约 14 千卡，是非常值得推荐的绿叶蔬菜。

◆ 菠菜

菠菜于 1000 多年前由尼泊尔传入中国，是一种营养价值很高的绿叶蔬菜。它的胡萝卜素、钙、钾等营养素的含量都很丰富。每 100 克菠菜钾含量约为 311 毫克，钙含量约为 66 毫克，是蔬菜中的佼佼者。

◆ 彩椒

彩椒是维生素 C 含量很高的蔬菜之一，每 100 克彩椒的维生素 C 含量约为 104 毫克，这个数字远胜大部分蔬果。

◆ 番茄

番茄红彤彤的颜色来自它所富含的番茄红素，这是类胡萝卜素家族的一员，也是一种天然色素。番茄红素是目前自然界中最强的抗氧化剂之一，它清除人体自由基的功能相当强大，是维生素 E 的 100 倍，维生素 C 的 1000 倍。

◆ 胡萝卜

胡萝卜富含胡萝卜素，其胡萝卜素的含量大约为 2.65 毫克 /100 克，胡萝卜素这种营养素的名字也是因为胡萝卜而来。胡萝卜素在身体里可以转化为维生素 A，因此胡萝卜是对儿童视力有益的蔬菜。

◆ 海带

海带是高碘食物，几乎是所有食物中含碘最高的。碘是儿童生长发育不可缺少的营养素，它通过合成甲状腺激素影响人体的生长发育、基础代谢等重要的生理过程。除了日常摄入的加碘盐，儿童及青少年每周至少应该摄入一次海带等高碘食物。

◆ 西蓝花

西蓝花虽然长得像朵花，实际上也是绿叶蔬菜，那一粒粒的"小疙瘩"正是西蓝花变态的叶子。西蓝花富含大量植物化学物质，如叶黄素、玉米黄素、类黄酮、胡萝卜素等，有抗氧化、抗癌、保护眼睛等作用。

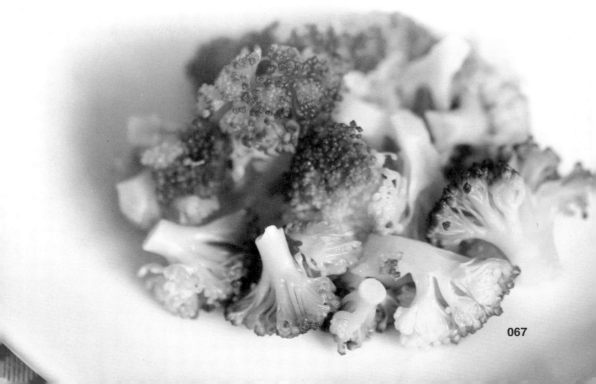

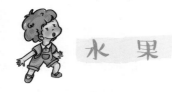

水 果

酸酸甜甜的水果很受儿童的喜爱，但实际上中国居民整体的水果消费量并不高，《中国居民营养与健康监测（2010—2012 年）》结果显示，城乡居民平均水果的摄入量才 40.7 克。水果作为平衡膳食的重要组成部分，建议儿童每天适量食用。

水果的营养特点

水果几乎不含蛋白质和脂肪（除了牛油果每 100 克约含脂肪 15.3 克），是膳食矿物质和维生素的重要来源之一。

水果是膳食碳水化合物的第二大来源，水果中碳水化合物含量为 5% ~ 20%，大部分是葡萄糖、果糖和蔗糖，这也是水果甜味的主要来源，三者比例不同也造就了水果不同的风味和口感。

果糖的甜度最高，所以果糖含量高的水果很受欢迎，例如苹果、樱桃、西瓜等，而且果糖有一个特性，随着温度的降低甜度增加，所以果糖含量高的水果放入冰箱冷藏后口感更佳。蔗糖则不受温度的影响，蔗糖含量高的水果，例如桃、杏、李子、菠萝等常温食用更佳。

肥胖或者消瘦的儿童均不建议食用过多水果，体重超标的孩子多吃水果意味着摄入了更多的能量，而本来就瘦弱的孩子吃了大量水果后会影响正餐的摄入，从而增加营养不良的风险。

儿童每天应该摄入多少水果

儿童每日水果推荐摄入量见表 3-4。

表 3-4　儿童水果推荐摄入量

年龄（岁）	水果推荐摄入量（克／日）
2 ～ 3	100 ～ 200
4 ～ 5	150 ～ 250
6 ～ 10	150 ～ 200
11 ～ 13	200 ～ 300
14 ～ 17	300 ～ 350

推荐几种营养丰富的水果

◆ 苹果

正如坊间所说，苹果是平安果，对健康有诸多好处。苹果含有钾、果胶、原花青素、儿茶酚等多种营养成分，对于预防骨质疏松和建立健康肠道菌群有一定的作用。最重要的是，苹果是一年四季都可以吃到的水果，种植区域广泛，物美价廉，是非常值得推荐的水果。

◆ 猕猴桃

猕猴桃维生素 C 含量比较高，将很多水果远远地甩在后面，每 100 克猕猴桃约含维生素 C62 毫克，如果每天摄入 150 克猕猴桃，就能满足身体对维生素 C 的需求量。维生素 C 不但具有抗氧化和美容的作用，还可以促进胶原蛋白合成，所以猕猴桃是名副其实的美容佳果。

◆ 哈密瓜

哈密瓜中钾的含量丰富，每 100 克约含钾 190 毫克，虽然乍一看比不上香蕉（每 100 克约含钾 256 毫克），但是同样重量的哈密瓜的能量仅约为香蕉的 1/3，从营养密度上看，哈密瓜更胜一筹。

◆ 杧果

杧果是孩子们非常喜欢吃的水果，不但味道甜美，还有着特殊的香气，能量也很低，每 100 克杧果能量在 35 千卡左右。在杧果丰收的季节，喜欢吃的小朋友可以一饱口福。

很多儿童在吃过杧果后，口唇或者下巴处会泛红发痒，这是杧果蛋白酶的"杰作"。儿童皮肤比较娇嫩，如果吃杧果时杧果汁接触了皮肤，其中的蛋白酶就会与皮肤产生过敏反应。几乎所有水果都有蛋白酶，区别只是活性的强弱。

如何安心享用杧果呢？其实也很简单，把杧果肉切成小丁，然后用叉子或小勺送入口中，不接触口唇及周围的皮肤和黏膜就好了。

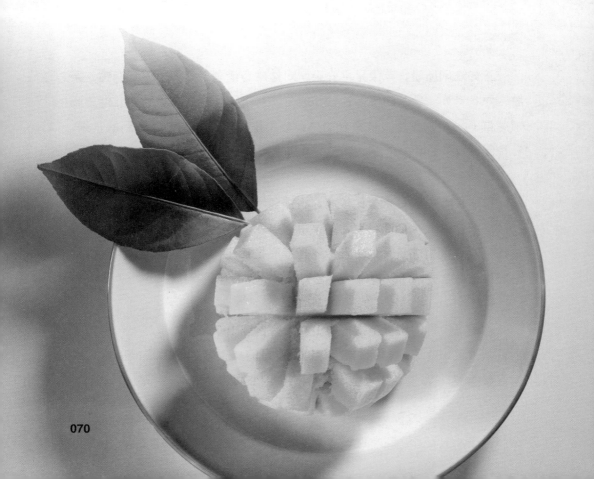

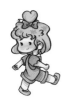

大豆及大豆制品

大豆被誉为"地里长出来的植物肉"，是膳食优质蛋白质的重要来源，而且大豆营养价值丰富，制品丰富多样。特别是近些年，大豆的各种保健成分也被人们熟知，真的是"小豆子蕴含大营养"。

大豆的营养特点

大豆是蛋白质含量最丰富的植物之一，干大豆蛋白质含量高达 35% 以上，因此大豆也被加工成大豆蛋白质粉、大豆分离蛋白等产品。

大豆是一种油料作物，脂肪含量占比在 16% 左右，可以用于榨油。大豆油是北方地区居民常用的烹调油之一，其必需脂肪酸——亚油酸含量丰富。

大豆还具有很多保健和预防疾病的功能成分，大豆中的一些特殊营养素，例如大豆卵磷脂、大豆异黄酮、大豆甾醇、大豆低聚糖、大豆皂苷等均已被开发利用，制作成各种保健品。

以大豆为原料制成的大豆制品品种众多，主要分为两类：一类是不需要发酵的豆腐干、豆腐、豆浆、腐竹等，还有一类是需要发酵的腐乳、酱油、豆豉和纳豆等。

儿童每天应该摄入多少大豆

儿童每日（周）大豆推荐摄入量见表3-5。

表3-5 儿童大豆推荐摄入量

年龄（岁）	大豆推荐摄入量
2～3	5～15克/日
4～5	15～20克/日
6～10	105克/周
11～13	105克/周
14～17	105～175克/周

推荐几种营养丰富的大豆制品

大豆蛋白质是植物性食物蛋白质中唯一可以跟动物性食物蛋白质相媲美的，不但蛋白质含量高、质量好，而且大豆制成的豆制品形态多样，口味也很好。

推荐豆腐干、南豆腐、北豆腐、千张等豆制品，它们在制作过程中加入了石膏或者卤水（均含钙）作为凝固剂，使得这几类豆制品的钙含量额外增加，是推荐的三大补钙食材家族之一（另外两个是奶类和海产品）。

豆浆的含钙量低，但整体的营养价值很高，几乎完整保留了大豆所含的营养，比如蛋白质、钾、大豆异黄酮，以及其他植物化学物质，每天喝一杯不加糖的豆浆还是很不错的。但要注意，豆浆不能完全替代牛奶。

这些豆制品不推荐

内酯豆腐使用的凝固剂是不含钙的 β- 葡萄糖酸内酯，虽然口感不错，但是含钙量很低，含水量大，不推荐经常给孩子食用。因为儿童正在生长发育期，需要摄入营养密度更高的食物。

现在很流行的千叶豆腐是以大豆蛋白质为主要原料制作的，含钙量非常少，从制作工艺上来讲不能算作豆腐，除了蛋白质含量还不错，其他营养乏善可陈。

还有所谓的日本豆腐并不是豆腐，它的主要原料是鸡蛋，跟豆制品没有什么关系。

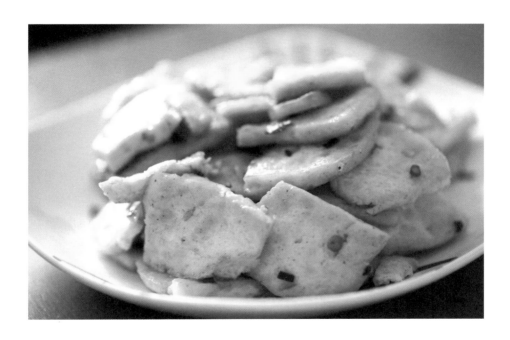

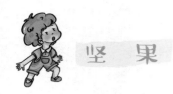

坚　果

　　坚果是家家户户过年时必备的年货，是走亲访友时餐桌上离不开的小零食。多项研究证据表明，适量吃坚果有利于心脏健康，《中国居民膳食指南（2022）》推荐适量吃坚果。

　　按照传统植物学定义，坚果是指被子植物闭果类的一种果实，例如核桃、栗子、榛子等。广义的坚果定义十分简单：果壁坚硬或坚韧，内含一枚种子。从这个角度来说，花生、瓜子、芝麻等也可以算作坚果。

坚果的营养特点

　　我们熟悉和喜欢的坚果都富含油脂，比如核桃、瓜子、花生、开心果等。这些坚果接近一半的成分是油，也就是脂肪，所以它们的特点就是好吃得停不下来。既然富含脂肪，能量也就很高，例如每 100 克瓜子的能量约为 615 千卡，每 100 克核桃（干）的能量约为 646 千卡，是绝对的高能量食物。

　　有一些坚果是富含淀粉的，比如莲子、栗子等，能量跟主食比较接近，可以在煮饭、煮粥的时候适量添加。如果把富含淀粉的坚果当作零食吃，要适当减少当天主食的摄入量。

儿童每天应该摄入多少坚果

儿童每日坚果推荐摄入量见表 3-6。

表 3-6　儿童坚果推荐摄入量

年龄（岁）	坚果推荐摄入量（克 / 周）
2 ～ 3	—
4 ～ 5	适量
6 ～ 10	50
11 ～ 13	50 ～ 70
14 ～ 17	50 ～ 70

推荐两种适合儿童吃的坚果

◆ 核桃

一提起核桃，大部分人都会在头脑里闪现出"补脑"两个字，那么核桃到底能不能补脑呢？抛开核桃酷似大脑的形状不谈，核桃中的确含有很多健脑成分，例如核桃富含的多不饱和脂肪酸 α- 亚麻酸能在体内转化为 DHA，而众所周知 DHA 是一种有助于大脑健康的重要营养素。

2023 年 4 月，知名医学期刊《柳叶刀》子刊上发表了一项针对核桃对大脑的影响进行的为期 6 个月的随机对照营养干预试验，结论是定期吃核桃（每周 10 个以上）可能有助于持续注意力、流体智力和多动症症状的改善。

当然，其中最关键的是定期吃，偶尔吃一两个就别期望太多了。

◆ 瓜子

瓜子，茶余饭后餐桌上离不开的小零食，但通常我们都会建议大家吃瓜子的时候要控制量，这主要是因为瓜子超高的能量，每 100 克瓜子仁的能量达到了惊人的 615 千卡，差不多相当于一个成年女性全天三分之一的能量推荐摄入量，吃多了真是会胖。

瓜子的能量高主要来源于它的脂肪，俗话说"一把瓜子半把油"，瓜子的脂肪含量高达 53.4%。不过，这些脂肪中主要是多不饱和脂肪酸，属于对健康比较好的脂肪酸，同时瓜子的钾、镁、锌等矿物质含量也很高，整体营养价值不错，只要控制摄入量，它还是非常值得推荐的坚果。

吃坚果应该注意什么

坚果给出的是每周的推荐量，如果平均到每天也就 7 ~ 10 克，10 克换算成不同种类的坚果是多少呢？大概相当于 2 个核桃，或 10 粒核桃仁，或 9 粒花生仁，或 6 粒腰果，或 10 粒大杏仁，或仅仅是一小把瓜子。

4 ~ 6 岁的孩子应适量食用坚果，并且不能食用整粒坚果，避免误呛入呼吸道引发危险；坚果尽量选择原味的，很多坚果在制作过程中会使用食品添加剂和盐，对于儿童来说，食品添加剂和盐摄入得越少越好。

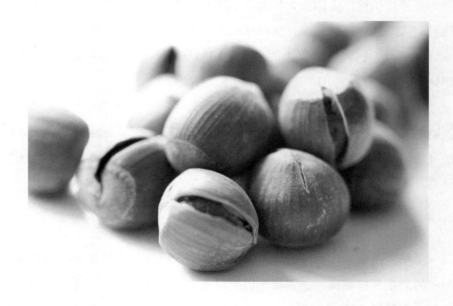

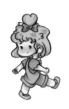

鱼虾类

我国水域辽阔，渔业资源非常丰富，世界上鱼的种类有 2 万余种，我国就有约 3000 种。水产品包括鱼类、软体动物类（例如牡蛎、鲍鱼、鱿鱼等）、棘皮动物类（例如海参、海胆等）、甲壳动物类（例如虾、蟹等）、海藻类。

鱼类的营养特点

鱼类是高蛋白质、低脂肪的优质食材，蛋白质含量占比通常为 15% ~ 20%，脂肪含量占比为 1% ~ 10%。这一点跟畜禽肉类不太一样，畜禽肉类食材不同部位的脂肪含量相差悬殊。

鱼肉的肌纤维短，间质蛋白（俗称肉筋）少，水分含量多，肉质柔嫩，比较好消化，非常适合儿童食用。鱼类脂肪富含的 ω-3 不饱和脂肪酸（包括 DHA 和 EPA）对儿童大脑发育和视力发育极为重要。鱼类还富含维生素 A 和维生素 D，对保护视力和提高免疫力也非常重要。

虾蟹类的营养特点

虾和蟹都是蛋白质含量丰富且优质的食物，脂肪含量较低，而且所含脂肪大部分为不饱和脂肪酸。虾蟹类钙、镁、磷等矿物质含量丰富，钙与骨骼健康相关，丰富的镁对心脏健康有益。蟹类的 B 族维生素含量丰富，远高于一般的鱼类。

虾蟹类食物味道都很鲜美，一般只需要简单的蒸煮即可做成一道美食，其中鲜美的味道主要来自虾蟹肌肉中的甘氨酸、丙氨酸、脯氨酸等成分。

儿童每天应该摄入多少鱼虾

儿童每日鱼虾推荐摄入量见表 3-7。

表 3-7　儿童鱼虾类推荐摄入量

年龄（岁）	鱼虾推荐摄入量（克／日）	禽畜肉推荐摄入量（克／日）
2 ～ 3	50 ～ 75	
4 ～ 5	50 ～ 75	
6 ～ 10	40	40
11 ～ 13	50	50
14 ～ 17	50 ～ 75	50 ～ 75

儿童如何正确吃水产品

水产品营养价值丰富，有益健康，儿童应该经常食用，每周至少吃 2 ～ 3 次。但水产品极容易受环境污染，特别是重金属汞的污染。有研究表明，儿童汞摄入过多会对智力发育产生不良影响。

清洗和加热均无法去除水产品体内的甲基汞，最好的方法是选择相对安全的水产品。2021 年 11 月 12 日，美国食品药品监督管理局（FDA）和环境保护局（EPA）发布了《关于吃鱼的建议》，在收集每种水产品的汞含量信息后给出了推荐品。对儿童来说，最佳选择如下：

大西洋黄鱼、黑鲈鱼、海鲶鱼、大西洋马鲛鱼、牛油鱼、蛤蜊、鳕鱼、蟹、淡水龙虾、比目鱼、黑线鳕、狗鳕、鲱鱼、美式龙虾、鲻鱼、牡蛎、青花鱼、鲈鱼（淡水）、梭鱼、鲽鱼、狭鳕鱼、三文鱼、沙丁鱼、扇贝、对虾、鳐鱼、鳎目鱼、鱿鱼、罗非鱼、鳟鱼（淡水）、吞拿鱼（罐装金枪鱼）、白鲑鱼、牙鳕（小无须鳕）。

虽然有些名字我们不太熟悉，但名单中有很多是国内市场常见的水产品，例如三文鱼、罗非鱼、鳕鱼、鲽鱼，以及对虾、蟹、鱿鱼、牡蛎、扇贝等。

推荐几种适合儿童吃的水产品

◆ 三文鱼

三文鱼富含 DHA，DHA 的化学名字是二十二碳六烯酸，俗称"脑黄金"，是一种对人体非常重要的不饱和脂肪酸，属于 ω-3 不饱和脂肪酸家族中的重要成员。

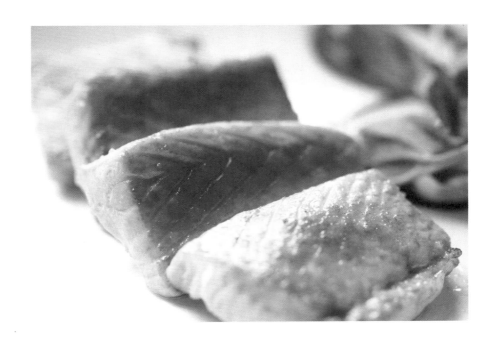

DHA 是大脑细胞膜的结构成分之一，这意味着它的功能直接跟大脑密切相关。DHA 在大脑里的储量相当丰富，在人体大脑皮层中含量高达 20%，它对于大脑在发育期的婴幼儿和儿童，对于大脑功能逐渐退化的老年人都有非常重要的意义。另外，DHA 还帮助形成眼睛的视网膜，是正常视觉所必需的。成年人的大脑发育虽然已经稳定，但是 DHA 对于预防心血管疾病、冠心病、高血脂等方面也有一定的好处！所以，每周都应该吃几次富含 DHA 的鱼类。

◆ 海虾

海虾是典型的高蛋白、低脂肪的食材，每 100 克虾肉约含蛋白质 16.8 克，脂肪只有约 0.6 克，还含有丰富的钙、铁、锌、钾等矿物质。虾背黑色的虾线是虾的肠道，里面黑乎乎的是还没有消化的食物，个头稍大的海虾，建议去掉虾线后食用，以免影响口感。如果没有去除虾线也不要紧，高温烹煮后即可灭菌，不必担心食用安全问题。

◆ 牡蛎

牡蛎是含锌非常丰富的食材，每 100 克牡蛎含有 9.39 毫克的锌。锌是儿童生长发育不可缺少的一种矿物质，缺锌的儿童容易出现食欲减退、反复的口腔溃疡、伤口愈合不良，严重的情况可能会出现生长发育停滞。牡蛎炖豆腐、白菜炖牡蛎、牡蛎煎蛋等都是很适合儿童的营养美食。有些地方的人喜欢生吃牡蛎，这种吃法不适合儿童，一定要把食物烹制熟透方可给儿童食用，避免寄生虫感染和食物中毒等食品安全问题。

◆ 龙利鱼

龙利鱼是一种海鱼，在我国比较常见，长相有点像长长的舌头。龙利鱼的刺很少，特别适合给孩子吃。但购买的时候需要注意，很多市售"龙利鱼片"实际上是越南养殖的一种名为巴沙鱼的淡水鱼鱼片，巴沙鱼的不饱和脂肪酸的含量比真正的龙利鱼低得多，因而营养价值也大打折扣。

禽畜肉类

中国是最早驯化和饲养家禽、家畜的国家之一，养猪历史甚至可以追溯到大约 1 万年前。2022 年，我国居民禽畜肉类人均年消费数量达 70 千克，已经达到膳食指南的推荐数量。但随着禽畜肉类食物的增加，动物脂肪的摄入量也大大增加，对健康的危害也随之而来。接下来，我们面临的问题是如何更健康地吃肉，也就是如何合理选择禽畜肉类食物。

禽畜肉类的营养特点

禽畜肉类的蛋白质含量很高，达到 10% ～ 20%，还富含铁、锌、硒等矿物质，特别是畜肉（猪、牛、羊等）的瘦肉部分，富含铁元素，且其所含铁的生物吸收利用率高，稳定不受干扰，是铁的最好来源之一。畜肉脂肪含量与畜类的品种、部位、年龄等因素相关。相对来说，猪肉脂肪含量最高，羊肉次之，牛肉最少。畜肉 B 族维生素含量丰富，但几乎不含维生素 C。

禽类肉包括鸡肉、鸭肉、鹅肉、鹌鹑肉、火鸡肉等，俗称白肉。禽肉有"一高三低"的特点，高蛋白、低脂肪、低胆固醇、低热量。禽肉的脂肪中有一半以上是不饱和脂肪酸，特别是鹅肉，其脂肪酸更接近橄榄油，不饱和脂肪酸含量高达 66.3%，亚麻酸含量高达 4%。

儿童需少吃或不吃肉类加工制品。2015 年 10 月，世界卫生组织（WHO）下属的国际癌症研究机构（IARC）发布了一个震惊世界的研究结果——加工肉制品致癌。这个研究结论的可信等级跟"吸烟有害健康"一样高。因此，尽量少给孩子吃诸如火腿肠、腊肠、午餐肉、培根、烟熏肉等腌制、发酵、烟熏的加工肉制品。

儿童每天应该摄入多少禽畜肉类

儿童每日禽畜肉类推荐摄入量见表 3-8。

表 3-8　儿童禽畜肉类推荐摄入量

年龄（岁）	鱼虾推荐摄入量（克／日）	禽畜肉推荐摄入量（克／日）
2 ～ 3		50 ～ 75
4 ～ 5		50 ～ 75
6 ～ 10	40	40
11 ～ 13	50	50
14 ～ 17	50 ～ 75	50 ～ 75

推荐几种适合儿童吃的禽畜肉类

◆ 牛肉

牛肉是高蛋白、低脂肪的食材，蛋白质是儿童生长发育最重要的营养素之一，在儿童生长发育过程中需要足量蛋白质的供应。蛋白质构成了身体的每一部分，肌肉、内脏、骨骼、牙齿，甚至头发中都有大量的蛋白质。假如把细胞中的水分去掉，剩下干重的 80% 都是蛋白质，可以说没有蛋白质，就没有生命！

同时，牛肉也是富含铁元素的优质食材，例如牛里脊肉的含铁量为 4.4 毫克 /100 克，而且肉类中普遍含有可以促进铁吸收的肉因子，发挥了 "1+1 ＞ 2" 的作用，补铁的同时还可以帮助提高其他食材的补铁效率，再加上牛肉是我们经常可以吃的常规食材，因此，应当排在推荐禽畜肉类食材的首位。

需要注意的是，牛肉的肌纤维较粗，对于儿童来说不太容易咀嚼，烹制牛肉的时候使用炖煮、做成肉馅等烹饪方法更利于咀嚼和吸收。

◆ 排骨

儿童大都喜欢吃排骨，这主要是因为排骨的肉是肥瘦相间的，吃起来软嫩多汁，不会像纯瘦肉口感发柴。儿童普遍咀嚼能力远低于成人，例如8岁的儿童，咀嚼能力还不到成人的60%，这就意味着肉类需要煮得软烂才更适合儿童，推荐排骨炖土豆、红烧排骨、豉汁蒸排骨等做法，不推荐香酥排骨等油炸的做法，脂肪含量过高，很容易能量超标。

给儿童吃排骨的时候要注意排骨的大小，小一点儿更适合儿童，特别是低龄儿童，但家长需随时注意孩子的安全，不要在食用的时候被骨头卡住。

◆ 鸡腿肉

鸡腿肉属于白肉，肌纤维短，蛋白质很好消化，非常适合儿童食用，同时鸡腿肉含有适量的脂肪，烹制后鲜嫩多汁，各种做法都很受儿童喜爱。鸡皮部分含脂肪比较多，所以带皮鸡腿肉的能量并不低，需要控制体重的儿童考虑到能量摄入问题最好吃去皮的鸡腿肉。但鸡皮脂肪中接近一半是对健康有益的单不饱和脂肪酸，需要增重的儿童则最好吃带皮的鸡腿肉。

有些家长担心吃多了鸡肉会有性早熟的风险，所以不太给孩子烹制鸡肉。其实，性早熟真正要小心的是儿童肥胖，例如爱吃炸鸡腿导致的性早熟根源不在鸡腿，而在于油炸食品容易导致的肥胖问题，肥胖才是性早熟的真正诱因之一。

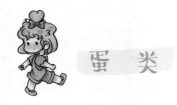

蛋 类

　　蛋类是各种可食用的鸟类蛋的统称，我们生活中常见的主要是鸡蛋、鹌鹑蛋、鸭蛋、鹅蛋等。蛋类的烹饪方法多样，味道鲜美，由蛋类制作的各种美食也深受儿童的喜爱。

　　蛋类是目前人类已知天然食品中营养素最完善的食物之一，鸡蛋蛋白质更是作为参考蛋白质（100 分），用于评价其他蛋白质的质量。蛋类是儿童平衡膳食必不可少的一类食物。

蛋类的营养特点

　　鸡妈妈把能够孵出一只小鸡需要的营养都放进了小小的鸡蛋里，所以鸡蛋营养丰富及全面无须质疑。一颗中等大小的鸡蛋就能提供 6 ~ 7 克的蛋白质。鸡蛋的脂肪含量虽然不低，但是其中一半以上是对人体有益的单不饱和脂肪酸（橄榄油里的明星成分），还有约 30% 的卵磷脂，真是物超所值。

　　鸡蛋还含有丰富的矿物质、维生素，不过这些营养大多在蛋黄当中，而且蛋黄中的蛋白质无论是数量还是质量，都优于蛋清中的蛋白质，所以，吃鸡蛋时可千万别丢弃蛋黄。

儿童每天应该摄入多少蛋类

儿童每日蛋类推荐摄入量见表 3-9。

表 3-9　儿童蛋类推荐摄入量

年龄（岁）	蛋类推荐摄入量（克 / 日）
2 ～ 3	50
4 ～ 5	50
6 ～ 10	25 ～ 40
11 ～ 13	40 ～ 50
14 ～ 17	50

关于鸡蛋的几个小知识

哪种鸡蛋好呢？红壳鸡蛋还是白壳鸡蛋？土鸡蛋还是普通鸡蛋？其实，蛋壳颜色不同仅仅是因为鸡的品种不同，就像不同种族的人肤色不同一样，红壳鸡蛋和白壳鸡蛋营养差别不大。土鸡蛋跟普通鸡蛋只是因为鸡的生活环境和生活方式不同，口味上可能土鸡蛋更香一些，喜欢吃哪种就选哪种。

鸡蛋号称"完美食物"，唯一让人担心的是胆固醇问题。不过，也有越来越多的证据表明，如果血脂正常的话，就不必过于担心一天吃几个的问题，正常、适量食用即可，因为 80% 的胆固醇是人体自己合成的，摄入过多的胆固醇会抑制胆固醇的吸收及体内胆固醇的合成。但成年人需要注意，如果已经有血脂异常的问题，则每日最多只能吃一个鸡蛋黄。

奶 类

　　奶类是哺乳动物特有的，它们提供了哺乳动物幼崽生命早期的几乎所有营养，所以奶类营养均衡，容易消化，是平衡膳食很重要的一部分。常见的奶类有牛乳、羊乳、骆驼乳、马乳等，其中牛乳是食用量最大的奶类，其奶制品种类也极其丰富。

奶类的营养特点

　　奶类营养丰富，三大营养素比较平均。以牛奶为例，每 100 克牛奶中大约含有 3.3 克蛋白质、3.6 克脂肪、4.9 克乳糖（奶类特有的碳水化合物）。当然，不同奶类三大营养素也略有差别。例如，羊奶中的乳糖比牛奶含量更高，口感会略甜；牛奶的蛋白质略高于羊奶，不过羊奶中的蛋白质分子小，更好吸收。综合来看，差别不大。

　　奶类中含有丰富的钙，这是推荐儿童每天足量饮奶的重要原因之一。钙是构成骨骼和牙齿的主要成分，是儿童骨骼健康的重要营养素。

　　以生牛（羊）乳及其制品为主要原料，可以加工制作成各种乳制品，例如酸奶、乳清蛋白粉、炼乳、奶油、黄油、奶粉、奶酪等，大部分奶制品营养价值丰富，值得推荐，不过炼乳、奶油、黄油等脂肪或糖含量较高，这类奶制品需要少吃。

　　乳类食品种类丰富，《中国居民膳食指南（2022）》推荐的每日300 ～ 500 克的牛奶可以用其他奶制品替换，替换的大致原则：鲜牛奶100 克，相当于酸奶 100 克，或奶粉 12.5 克，或干奶酪 10 克。

儿童每天应该摄入多少奶类

儿童每日奶类推荐摄入量见表 3-10。

表 3-10 儿童奶类推荐摄入量

年龄（岁）	奶类推荐摄入量（克 / 日）
2 ~ 3	350 ~ 500
4 ~ 5	350 ~ 500
6 ~ 10	300
11 ~ 13	300
14 ~ 17	300

推荐几种适合儿童的奶类

◆ 巴氏牛奶（鲜牛奶）

以生牛乳为原料，采用巴氏消毒（杀菌温度通常在 100℃ 以下）方法的牛奶，容易损失的 B 族维生素通常会被很好地保留下来。这类牛奶的缺点是保质时间很短，而且必须冷藏保存，一般保质期在 3 ~ 5 天，超过保质期就很容易变质。

◆ 超高温消毒奶（纯牛奶）

以生牛乳为原料，采用超高温消毒（135℃ ~ 150℃），并保持很短时间的灭菌，再经无菌灌装等工序制成的液体产品。这类牛奶的保质期相对来说比较长，一般可以常温保存 45 天，有些产品可以长达几个月。缺点是杀菌温度比较高，B 族维生素损失殆尽。

两种奶各有优缺点，可根据自己的需求进行选择，但总体来说两款牛奶都不错，都是非常适合家庭选择的奶制品。选购的时候注意看配料表（只有生牛乳），同时认准外包装上的鲜牛奶或纯牛奶字样。

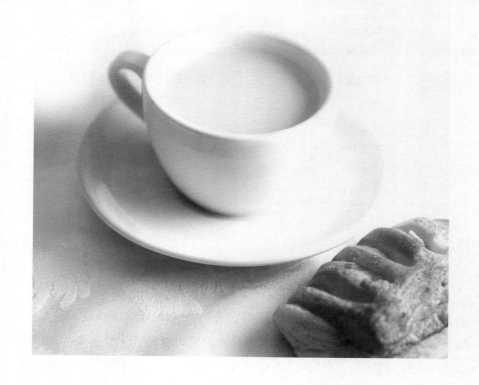

◆ 低乳糖牛奶或无乳糖牛奶

　　有些孩子喝奶之后会胀气或腹泻，多半是患有乳糖不耐受。乳糖不耐受是指因肠道乳糖酶缺乏或活性不足，肠道无法消化吸收乳糖，导致乳糖进入肠道之后被肠道菌群利用产气或引起腹泻。

　　如果是因为乳糖不耐受而不能喝奶，建议选择无乳糖（或低乳糖）牛奶。这种牛奶是工厂提前用乳糖酶将牛奶中的乳糖全部或者部分进行水解，乳糖被水解成了葡萄糖和半乳糖（这两种糖可以直接被肠道吸收），进而解决乳糖不耐受的问题。同时，葡萄糖和半乳糖的甜度比乳糖的甜度高，口感反而更甜了，也很容易被儿童接受。

◆ 酸奶

酸奶经过发酵之后，获得了很多牛奶没有的健康优势。比如，酸奶中的蛋白质变得更容易消化，适合儿童食用；同时，发酵还增加了 B 族维生素的含量；发酵使牛奶中的乳糖分解为更容易消化的半乳糖和葡萄糖，推荐乳糖不耐受（喝奶后容易胀气或腹泻）的孩子也可以选择喝酸奶；还有，酸奶中的益生菌对肠道健康也非常有益。不过，大部分酸奶都需要添加糖才能获得更好的口感，有些酸奶则通过添加诸多种类的食品添加剂获得用户的青睐，还有些根本不是酸奶的酸奶饮料也混迹其中。

因此，在选择酸奶的时候，家长要注意看一下酸奶外包装上的营养成分表，每 100 毫升酸奶应该含有 2.3 克以上的蛋白质，而且蛋白质越高越好。

◆ 奶酪

奶酪的品种非常多，据统计，全世界有几千种奶酪。巴氏消毒过的牛奶加上凝乳酶，经历凝乳发酵等一系列复杂工艺之后就形成了奶酪，差不多 10 千克左右的牛奶才能制作出 1 千克奶酪，有些奶酪甚至需要更多牛奶。所以，坊间流传的"一斤奶酪抵十斤牛奶"的说法并不算夸张。

在凝固之后，奶酪的钙含量也大大"浓缩"了，每 100 克奶酪含钙 800 毫克左右，差不多是普通人一天的钙推荐量。但是，奶酪不适合多吃。奶酪加工制作过程中为了增加风味并抑制部分细菌生长，加了很多盐，另外很多奶酪在储存过程中还要喷洒或者在表面刷盐水，导致大部分奶酪的钠含量很高，100 克奶酪含 1.5 克左右的盐。

但是，要小心少量奶酪加奶油、卡拉胶、香精、盐等成分制成的再制干酪，其生产标准要求是只要产品中奶酪的成分在 15% 以上就可以。由于其他成分的加入，蛋白质和钙的含量被"稀释"之后大大降低，可钠的含量却没怎么减少，甚至有些再制干酪的钠含量比奶酪的还高。需要引起注意的是，市面上的儿童奶酪几乎都是再制干酪，爸爸妈妈们可要擦亮眼睛！

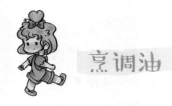

烹调油

儿童生长发育所需的必需脂肪酸（亚油酸和 α- 亚麻酸）对于儿童大脑及视网膜发育格外重要，而这些必需脂肪酸主要来自我们的烹调油，所以，摄入适量的烹调油很必要。

每个家庭都应该有三类油

食用油家家户户都有，但大部分家庭用油都很单一，例如东北家庭比较喜欢用大豆油，南方家庭喜欢用花生油、菜籽油，西北很多地方喜欢用胡麻油。从营养角度出发，每个家庭的厨房都应该准备"三瓶油"，是哪三瓶油呢？

一瓶是富含必需脂肪酸亚油酸的食用油，常见的有花生油、玉米油、大豆油、红花籽油等，这些也是中国家庭中最常见的食用油。

一瓶是富含油酸的食用油。流行病学调查证明，油酸可以升高高密度脂蛋白胆固醇，降低低密度脂蛋白胆固醇，对心脑血管系统具有保护作用，常见的有橄榄油、油茶籽油等。

一瓶是富含 α- 亚麻酸的食用油。α- 亚麻酸不仅是必需脂肪酸，还能调节血脂，与富含亚油酸的食用油互相平衡，发挥免疫调节、抗炎、调节血压等作用，常见的有亚麻籽油、紫苏籽油、山核桃油等。

儿童每天应该摄入多少烹调油

谈到必需脂肪酸，所谓必需，是指只能从食物中摄取，不能自身合成。但是，我们所需要的必需脂肪酸量并不大，过多的脂肪摄入会造成儿童肥胖，同时也会促进自由基的产生，对健康反而是不利的。那么，儿童每天应该吃多少油呢？

儿童每日烹调油推荐摄入量见表 3-11。

表 3-11　儿童烹调油推荐摄入量

年龄（岁）	烹调油推荐摄入量（克／日）
2～3	10～20
4～5	20～25
6～10	25～30
11～13	25～30
14～17	25～30

推荐两种高营养烹调油

◆ 初榨橄榄油

初榨橄榄油是用油橄榄的果实压榨出来的"果汁"，是目前唯一一种鲜果冷制即可食用的油。而且由于是低温压榨，橄榄油还含有很多其他油脂不具备的营养成分，比如维生素 E、胡萝卜素、B 族维生素、维生素 C 和维生素 K 等，还有一些植物甾醇、角鲨烯、绿原酸等多酚类的抗氧化物质。

◆ 亚麻籽油

亚麻籽油又称亚麻油、胡麻油、亚麻仁油。它来自一种古老的作物——亚麻籽，人类食用亚麻籽的历史可能长达几千年。它既是一种纤维作物，又是油料作物，它的含油量在 40% 以上，通常用来提取亚麻籽油。

亚麻籽油中含有大量 α- 亚麻酸，α- 亚麻酸是人体两种必需脂肪酸之一，必须从食物中摄取，亚麻籽油就是最重要的途径之一。

　　α- 亚麻酸的脂肪酸高度不饱和，所以耐热性很差，一旦加热，氧化聚合速度非常快，也会产生有害的油烟。所以，亚麻籽油日常不宜用来炒菜，更适合低温烹调，比如凉拌、拌馅，以及跟香油以一定比例混合做饺子的蘸料。

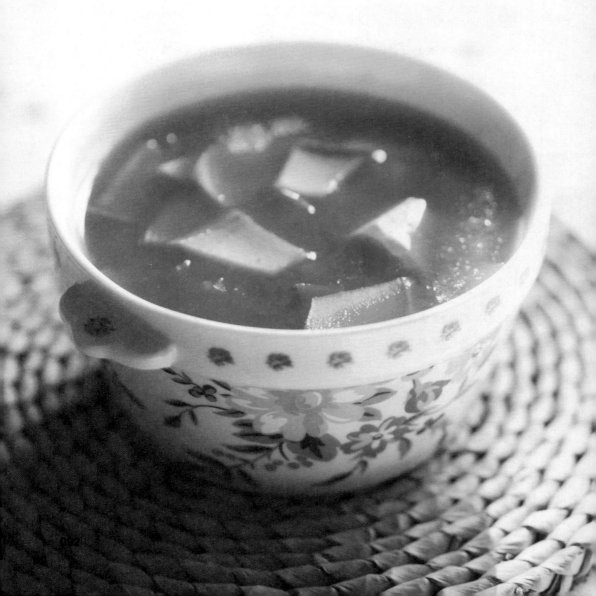

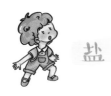 盐

五味——酸甜苦咸鲜，其中咸味是菜肴最基本的味道。盐不但能呈现咸味，还能够增强食物的其他风味，例如鲜美的海鲜，如果没有咸味，恐怕就只剩腥味了。

没有盐，注定"食之无味"；不过，盐吃多了也会损害健康。对于儿童来说，盐摄入过多会增加钙的流失，影响锌的吸收。钙是骨骼健康最重要的营养素，锌摄入不足，会导致儿童生长发育迟缓或智力发育迟缓。盐摄入过多还会造成肾脏负担加重、胃黏膜损伤等危害。

儿童每天应该吃多少盐

1 岁以内的婴儿不要给其添加任何盐和调味品，天然食物和母乳中含有的钠可以满足婴儿的需要。

儿童每日盐推荐摄入量见表 3-12。

表 3-12　儿童盐推荐摄入量	
年龄（岁）	盐摄入量（克／日）
2 ～ 3	不超过 2 克
4 ～ 5	不超过 3 克
6 ～ 10	不超过 4 克
11 岁以上	不超过 5 克

第 4 章

学龄儿童常见的饮食问题及解决方案

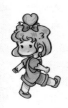

吃好早餐，孩子才能精力充沛

为什么建议学生每天吃早餐

丰富的早餐是学生饮食的重要组成部分，每天吃好早餐才能支持学生的健康成长和发育。如果经常不吃早餐，或者早餐吃含糖、含油很多的食物，如油条、饼干等，而不是营养丰富的"蔬菜＋优质蛋白＋水果＋主食"，身体所需的重要营养素就容易吸收不足。不吃早餐所丢失的营养素也不能通过午餐和晚餐来弥补。不吃早餐的学生往往会吃很多甜食和脂肪多的零食，这样反而更容易超重。

更为重要的是，每天好好吃早饭，孩子才有充沛的精力应对上午的学习。否则容易在需要集中注意力才能完成的任务中表现不佳，考试成绩不好，发生迟到、缺席的状况也会比其他同学多。如果没有足够的能量，就难以专注地学习和思考问题。

学龄儿童经常不吃早餐对身体有什么影响

早餐是一天中首次提供能量和营养素的进食活动，早餐提供的能量和营养素在全天能量和营养素的摄入中占有重要地位，经常不吃早餐或者早餐质量差主要影响有以下几方面。

◆ 引起能量和营养素摄入不足

不吃早餐的儿童全天的能量，以及蛋白质、碳水化合物等营养素的摄入明显低于吃早餐的儿童，长期不吃早餐的孩子还容易引起钙、铁、锌等矿物质摄入不足，严重时可能出现营养缺乏甚至导致营养不良、缺铁性贫血等。

◆ 容易导致超重或肥胖

早餐与体重关系密切，有人以为不吃早餐可以控制体重，其实正好相反。不吃早餐容易引起低血糖，在低血糖的状态下会刺激生长激素分泌，导致脂肪组织增加，长期如此容易导致超重或肥胖。

◆ 容易引发胆结石

长期不吃早餐是引起胆结石、胃炎等消化道疾病较为常见的诱因之一。因为长期不吃东西，胆汁就不能发挥作用，只能在胆囊中，时间久了胆汁就会在胆囊中浓缩，进而形成结石。尤其是体重超标、摄入过多糖和脂肪、不喜欢运动的人患胆结石风险更大。

◆ 影响学习效率

通常，早餐距上一餐的时间为 8～12 小时，如果不吃早餐，容易出现低血糖，当血糖水平低于正常值时，会导致交感神经过度兴奋，出现出汗、饥饿、心慌等表现，大脑兴奋性就会随之降低，思维和语言迟钝、头晕嗜睡、躁动、易怒等会导致精神不集中、思考问题不积极，从而影响学龄儿童的学习效率。

不吃早餐会影响学习成绩

有相关研究显示，经常不吃早餐的儿童学习成绩会有一定程度的下降。每天吃早餐是世界卫生组织倡导的一种健康生活方式，早餐所提供的能量和营养素在全天能量和营养素的摄入中占有极其重要的地位。学龄儿童正处于生长发育的关键时期，优质、营养丰富的早餐可以促使体格与智力等方面健康发育。

有科研单位做过一个实验，把学生分为三组，第一组不吃早餐，第二组早餐质量差，第三组早餐营养充足。通过测试发现，不吃早餐和早餐质量不好的学生，上午第一节课和第二节课就出现精力不集中、疲劳、思考问题不积极的问题，第三节课和第四节课时上述问题更加明显，逻辑思维和判断能力都会降低。而早餐吃得好的学生，精力充沛，思考问题积极。所以，要想学习好，营养早餐少不了！

怎样让孩子养成吃早餐的习惯

虽然早餐的重要性不言而喻，家长也知道不吃早餐对学龄儿童的生长发育和健康不利，但还是有很多孩子没有养成吃早餐的习惯，主要有以下几个原因。

◆ 早上起床困难

由于没有养成良好的作息规律，也可能由于学习较晚或者晚上睡得不好，导致早上起床晚，没有吃早餐的时间。所以要让学龄儿童养成良好的睡眠习惯，中小学生要按时完成作业，早睡早起，保证夜间睡眠时间不少于 9 小时。

◆ 晚饭吃得多

由于晚餐时间较为充裕，家庭成员比较齐，因此晚餐比较丰盛，容易吃得过多，到早上还没消化，导致早餐吃不下。

◆ 早餐不合胃口

早餐色香味不佳或搭配不合理，无法勾起孩子的食欲，让孩子对早餐没有兴趣。

无论时间紧迫还是孩子没胃口，都不应成为不吃早餐的借口。

如何为中小学生搭配一份营养美味的早餐

一份营养美味的早餐既能为孩子提供必需的能量和营养素，也能保证上午活动精力充沛，有助于提升学习能力。科学营养的早餐应包括以下四类食物：

谷薯类：谷类及薯类食物，如馒头、花卷、面包、米饭、甘薯、土豆等。

肉蛋类：鱼禽肉蛋等食物，如鸡蛋、猪肉、牛肉、鸡肉等。

奶豆类：奶及其制品、豆类及其制品，如牛奶、酸奶、豆浆、豆腐脑、豆腐干等。

蔬果类：新鲜蔬菜水果，如菠菜、番茄、黄瓜、苹果、梨、香蕉等。

　　如果一顿早餐包括以上四类食物，那么就是营养充足的早餐；如果只有其中三类，可认为这顿早餐质量较好；如果只有其中两类或一类，则说明这顿早餐质量较差。要做出一顿营养充足的早餐并不难，比如中式的猪肉白菜包子加豆浆、北京糊塌子加豆腐脑、西式的金枪鱼番茄三明治加牛奶。如果保证每天的早餐包含这四类食物有一定的难度，至少要保证有其中的三类食物。

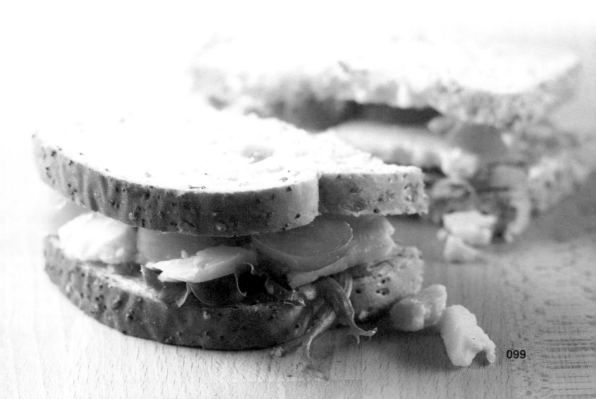

零食 ≠ 不健康，科学选零食

学龄儿童饮食模式逐渐从学龄前期的"三餐两点"，也就是三顿正餐、两次加餐向相对固定的一日三餐过渡，学龄儿童正餐食物的摄入量虽然有所增加，但由于饮食间隔相比之前延长，较容易产生饥饿感。因此，合理的零食可以作为三餐有益的补充，也是保证学龄儿童健康成长的基本要求。

吃好三餐，避免零食替代正餐

学龄儿童正处于生长发育高峰期，因学习较紧张，活动强度相对较高，一日三餐要定时定量。每天吃早餐，保证早餐营养充足；午餐和晚餐要做到营养均衡、餐量适宜。为了防止饥饿，在两次正餐之间摄入适量零食，可作为膳食营养的补充，但不能用零食代替正餐。

家长和学校应根据学龄儿童生长发育迅速、学习和运动量大，对能量和营养素的需求量相对来说高于成年人的特点，准备品种多样、营养丰富的三餐。同时，学龄儿童正处于获取知识、建立信念和形成行为的关键时期，我们要培养孩子正确的饮食观，吃好三顿正餐，尤其要保证每天吃好早餐。优质的早餐应包含"蔬果类＋肉蛋类＋奶豆类＋谷薯类"食物。早餐提供的能量应占全天总能量的25% ～ 30%。若需要吃零食，零食提供的能量不要超过每日总能量摄入的10%。

课间适量加餐，优选水果、奶类和坚果

一日三餐的合理和规律是保证营养均衡的前提，学龄儿童建议课间可

适量加餐。因为学校两餐之间的时间较长，即使正餐吃得足够饱，随着学习上的脑力消耗，以及课间操、体育课的体力消耗，容易产生饥饿感。所以，课间适量加餐不仅可以及时补充能量，还能为健康成长添砖加瓦。

◆ 加餐时间

加餐时间建议避免与正餐间隔时间太近，间隔时间在 1.5 ~ 2 小时较为适宜。这样既可补充能量和营养素，也能避免影响正餐。

◆ 加餐种类

加餐不仅是儿童的饮食需要，也是身体生长发育的需要。加餐一般以蔬果类优先，如苹果、香蕉、橘子、西瓜、葡萄、黄瓜、西红柿等，可以根据不同季节，安排时令的蔬菜或水果。根据儿童的饮食情况，也可以加谷薯类食物，如南瓜、玉米、紫薯、奶香馒头、豆沙包等。蛋奶类的鹌鹑蛋、鸡蛋、牛奶都适合作为儿童加餐的食物。

奶制品营养丰富，是钙和优质蛋白的良好来源。学龄儿童每天应至少摄入 300 克液态奶或相当的奶制品。对于喝奶后出现腹痛、腹泻、肠鸣等乳糖不耐受症状的儿童青少年，可首选酸奶或其他低乳糖奶制品。

坚果富含蛋白质、不饱和脂肪酸、矿物质和维生素等营养素，也可作为零食食用。坚果首选原味的，如花生、核桃、杏仁等。另外，注意食用坚果时要避免说话和跑跳，以免食物呛入气管造成窒息。（注：课间餐安排，按照学校每日发放的加餐食用即可，如果自行携带，务必注意食品保质期以及水果清洗处理，保障食品卫生安全。）

少吃高盐、高糖、高脂肪的零食

学龄儿童日常饮食应少盐、少油、少糖，享受食物天然的味道，养成清淡口味的饮食习惯。在购买零食时，要学会参考食品包装上的营养标签信息，尽量选择低盐、低脂和低糖零食，并培养学龄儿童少吃或不吃高盐、高糖、高脂肪零食的习惯。

足量饮水，选择健康饮品，不喝含糖饮料

学龄儿童每天应足量饮水，不要等口渴了再喝水。建议每个课间喝水100 ~ 200毫升。

由于多数饮料都含有添加糖，过量饮用含糖饮料容易引起儿童偏食挑食、摄入过多的能量，还可增加龋齿、肥胖、高血压、脂肪肝和糖尿病的风险。更不能用含糖饮料替代水。

选择饮品时要注意看包装上的营养成分表，选择碳水化合物或糖含量低的饮料。喝完含糖饮料后要用清水漱口，注意口腔卫生。

家长也应充分认识到含糖饮料对健康的危害，为孩子准备白开水。现在很多学校也在加强宣传教育，并为学生提供安全的饮用水。

学习营养知识，合理选择零食

零食的种类很多，且各自具有不同的营养特点。我们要引导儿童树立科学的饮食观和健康观，减少或纠正不良的零食消费行为，选择干净卫生、营养价值高、正餐不容易包含到的一些食物作为零食，如原味坚果、奶制品、新鲜的蔬果等，吃零食的量以不影响正餐的食欲为宜。家长和老师也应帮助这一年龄段儿童学习营养知识，了解零食特点，挑选有益于健康的零食。养成良好的饮食习惯有利于儿童从小建立平衡膳食、合理营养的理念，促进其健康成长。

保持口腔清洁，睡前不吃零食

在日常饮食中，淀粉类的食物较多，在咀嚼的过程中与唾液作用后就会变成糖。现在的食物越来越精细，在进食后就很容易形成软垢附在牙齿表面，如果不及时做好口腔牙齿的清洁，口腔里的细菌会在牙齿表面形成菌斑，软垢中的糖分发酵分解产生的酸性物质慢慢酸蚀牙表面，时间长了

就形成龋齿。因此，保持口腔清洁很重要。

家长应该培养孩子养成保护口腔卫生健康的习惯。看电视或其他电子屏幕时不宜吃零食，吃完零食要及时漱口，保持口腔卫生。吃零食的量不宜过多，也不宜在时间过晚的时候吃零食，避免影响睡眠。

选择健康好零食

营养价值高、干净卫生的食物都算好零食。

◆ 乳制品

奶类营养齐全，含丰富的优质蛋白质、B 族维生素、维生素 A、维生素 D、钙等营养物质。牛奶中的营养不仅容易消化，而且吸收率更高。

◆ 新鲜蔬菜水果

新鲜的蔬菜水果富含多种维生素、矿物质，以及丰富的膳食纤维，是日常平衡膳食中重要的组成部分。其中水果更适合作为零食，而黄瓜、番茄等瓜果类蔬菜也可作为健康零食。

◆ 坚果

原味的坚果富含 B 族维生素和维生素 E，以及钾、镁、锌、铜等矿物质。除此之外，坚果中的脂肪多为不饱和脂肪酸，建议每周不超过 50 克，适量食用即可。

◆ 煮鸡蛋

每天一个鸡蛋，不仅可以包含在一日三餐中作为蛋白质的良好来源，也可将煮鸡蛋作为零食。

◆ 高纤维谷薯类

煮玉米、全麦面包类食物既能提供一定的能量，也能提供膳食纤维、维生素、微量元素等人体必需的营养素，同时又不含过量的脂肪、糖和盐，是有益健康的食物，可每天食用。

零食是正餐之外的加餐，因此吃零食要适量，更不要用零食代替正餐。

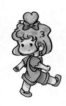

减肥不是饿肚子，好好吃饭才能健康瘦

怎样判断孩子是否超重或肥胖

儿童在不同时期都遵循着特有的生长规律，如果生长速度过慢或过快，都说明有外在因素或疾病干扰儿童正常生长。目前评判学龄儿童是不是肥胖，不能只按体重来判断，超过多少斤就算胖，还要结合身高来综合判断。对于 2 岁及以上的儿童，判断超重及肥胖的公认标准就是体重指数，即 BMI，家长可参照第 1 章提供的 BMI 参考表看看孩子是否肥胖或超重。

改变饮食结构，慢慢减量

要科学合理地安排学龄儿童的一日三餐，培养其良好的饮食习惯，通过合理膳食调整并保持适宜的体重。学龄儿童应该避免过度节食或采用极端方式减重，可以通过以下几点改变饮食结构。

◆ 少吃或不吃超加工食品

很多零食和速食食品都是"超加工食品"，如巧克力派、薯片、烤肠、奶茶等。这些超加工食品不仅原有的营养被破坏，同时也是浓缩热量的炸弹。比如大多儿童喜欢的薯片，就需要将土豆先加工成淀粉，然后与水、玉米淀粉，以及膨化剂等混合加工成土豆淀粉，再经过压制定型、高温油炸，最后撒上盐、糖等调味料。原本土豆中的纤维素、维生素等营养在食品加工过程中被破坏，在制作压型和油炸过程中，土豆体积缩小，热量却大幅提升。

◆ 多吃蔬菜和水果

很多儿童没有养成吃蔬菜的习惯。其实蔬菜在日常的膳食中有着非常重要的意义，新鲜的蔬菜和水果不仅可以提供更多的膳食纤维，同时还有更强的饱腹感。另外，一些深绿色蔬菜如菠菜、油菜，橘红色蔬菜如胡萝卜、番茄，紫红色蔬菜如紫甘蓝、红苋菜等，更具营养优势。蔬菜水果各有营养特点，不能彼此替代和长期缺乏。多吃蔬果也是减少能量摄入的好办法。

◆ 适量吃肉

很多同学喜欢吃香喷喷的肉，肉的种类也有很多，如鱼虾类属于低脂肪、高蛋白的优良肉类，对预防血脂异常和心脑血管疾病有一定的作用，牛羊肉的铁含量十分丰富。虽然肉类营养丰富，但是吃得太多容易引起肥胖和心脑血管疾病，而且过多的蛋白质会增加我们肝肾代谢的负担。根据《中国居民膳食指南（2022）》的建议，成人平均每天摄入鱼、禽、蛋类和瘦肉 120 ~ 200 克，每周最好吃鱼 2 次或 300 ~ 500 克，畜禽肉300 ~ 500 克。我们要优先选择水产品类的鱼、虾、贝，禽肉类的鸡、鸭、鹅，少选择畜肉类的猪、牛、羊，一些内脏如猪脑、猪肠也要少吃。另外，加工肉制品如熏火腿、灌肠、腌制肉制品、腌腊肉、火腿肠等尽量不吃或少吃。

◆ 会用膳食餐盘

中国居民平衡膳食餐盘中，将餐盘分为四部分，其中谷薯类和蔬菜类格子相对大一些，鱼肉蛋奶豆和水果类相对小一些，餐盘旁边是一杯牛奶。按照各种食物占膳食的总重量比例，蔬菜类占 34% ~ 36%，谷薯类占 26% ~ 28%，水果类占 20% ~ 25%，蛋白质食物占 13% ~ 17%，牛奶300 克。平衡膳食餐盘比较简明地让大家有一个框架性认识，更容易记忆和理解。其实，只要我们知晓每个食物种类的大致比例，按食物类别和食物量将饭菜装到餐盘中，并保证食物多样性，改变饮食结构、平衡膳食就非常容易操作了。

在校老师如何帮助胖娃娃

学龄儿童在校时间较长，因此，学校在帮助学生提高营养素养、养成健康饮食行为方面起着重要作用。学校应该提供营养教育、营养健康服务，配置相关的设施，提升学龄儿童营养素养，指导饮食行为。

一要上好健康课程。根据《中小学健康教育指导纲要》《学校食品安全和营养健康管理规定》中的基本内容，每学期为学生开展营养健康课程，让学生意识到偏食、挑食、暴饮暴食的危害。

二要合理配餐，并做好吃饭的管理工作。陪餐老师中午和学生一起吃饭，首先要督促检查孩子餐盘是否有主食，有肉类或者鱼及豆制品，有蔬菜和水果，以保证孩子膳食营养均衡，满足身体发育的需求。同时建议学生少吃零食，不喝甜饮料，少吃油炸食品。如果学校有食堂，在制作菜肴时应做好"三减"，即减油、减糖、减盐，多提供新鲜的蔬菜和水果。

三要上好体育课。规律的身体活动，有助于改善学龄儿童的骨骼健康和体重状况。在课间，老师应让学生进行走、跑、跳等身体活动，积极参加足球、篮球、跳绳等体育活动，每天至少累计进行60分钟的中高强度有氧运动。老师也要注意让学生进行中高强度身体活动之前，应该做好充分的热身活动。

家长如何帮助孩子控制体重

想要儿童树立科学的健康观，正确认识肥胖对身体的危害，不仅需要学校老师的健康教育，更需要家长发挥言传身教的作用，在家庭和学校的共同努力下，让孩子将健康行为习惯保持下去。因此，家长在孩子的日常饮食、运动等习惯的构建中也起到非常重要的作用。家长要通过参加家长会、读书、听课等方式学习获得营养健康知识，根据学龄儿童的膳食指南给孩子准备多种类食物，尽可能陪孩子一起吃饭，帮助孩子养成健康饮食行为，还要定期测量孩子的身高和体重，通过合理膳食和充足的身体活动保证孩子适宜的生长发育速度。

孩子太瘦不能靠使劲吃来补，选择合适食物是关键

经常有妈妈羡慕别人家的孩子长得白白胖胖，自己的孩子跟同龄人相比体型偏瘦。遇到这样的问题，妈妈们先不要着急，想要孩子的身高、体重发育保持正常水平，平时要做好有效的监测与记录，营养上要有充足的蛋白质、矿物质、维生素摄入。让孩子的身高和体重都处于正常发育水平，这也是维护孩子健康的重要基础。

先纠正孩子的挑食、偏食、暴饮暴食行为

生活中经常有家长反映孩子只吃肉，不爱吃青菜等挑食偏食的问题。其实不要说孩子，成人也各有饮食偏好，只是比起大人，孩子的偏好更直接，喜欢就是喜欢，不喜欢就是不喜欢。家长要正确认识挑食这件事，对挑食的孩子不指责、不强迫，有更多的耐心，平时多留意观察孩子的饮食，看看是否真的存在挑食、偏食的问题，还是因为吃饭不专心或者是餐前吃了零食影响食欲。如果孩子确实存在挑食、偏食的问题，要及时纠正。

拥有良好的饮食结构才能让孩子更健康地成长，所以家长要帮助孩子养成正确的饮食习惯。孩子在家就餐的时候，家长不要谈论食物的好坏，而是应该在孩子面前做出不挑食的示范，并称赞食物的味道；当孩子想吃的时候，家长要及时表扬孩子；不要强迫孩子吃某种不爱吃的食物，进餐时不要催促、责骂孩子，保持愉快轻松的就餐氛围。

另外，暴饮暴食会增加消化系统负担，损害相应功能，也会增加超重和肥胖的发病风险。因此，要想身体健康，还应避免暴饮暴食的不健康饮食习惯。

瘦孩子吃饭要搭配好

已经属于消瘦类型的孩子要在保证能量摄入充足的基础上，增加鱼、禽、蛋、瘦肉等富含蛋白质的食物，每天摄入牛奶或奶制品。每餐吃新鲜的蔬菜，适量吃水果。但像芹菜、魔芋等高纤维、低热量的蔬果容易让人产生饱腹感，要适量少吃一些。

蔬菜和水果尽管在营养成分上有很多相似之处，但是蔬菜和水果是不同种类的食物。有的孩子喜欢水果香甜的口感，就吃大量的水果。虽然水果含有维生素、矿物质和膳食纤维，却不能满足人体对热量和蛋白质的需要，而且还会占据孩子的胃容量，影响孩子吃正餐，瘦孩子一天水果量不要超过 200 克。

家长可以和孩子一起设定营养目标，通过参与、鼓励的方式，保证儿童合理的膳食。每天可以适量增加餐次，除了早、午、晚三顿正餐以外，分别在早餐和午餐后 1.5 ～ 2 小时增加一次加餐，加餐如奶昔、牛奶燕麦粥、坚果等都可以。主食类可以吃一些容易消化的米饭、馒头、面条，可以适量多吃一点。但也不是不加限制地吃，一些容易饱腹、影响消化的食物，如比较油腻的菜肴、添加大量糖和油的糕点、甜饮料、油炸食物还是要尽量避免。

吃营养密度高的食物

吃得多不一定吃得对，有的家长会有这样的疑问，孩子吃得挺多的，可为什么就是不长肉呢？这就需要家长了解食物的营养密度，营养密度就是指单位热量食物中所含的重要营养素，如蛋白质、矿物质、维生素等的浓度。打个比方，米汤和稀粥在很多家长眼中都是适合儿童吃的主食，但实际它们的营养密度都很低，除了含有少量的碳水化合物外，其他大部分都是水，孩子喝一大碗稀粥的营养还不及一小碗米饭。

并且孩子的胃容量有限，他们喝了米汤或稀粥后，肚子一下就饱了，可实际上并没有摄入多少能量和营养素，而且还饿得快，上课时也容易因为饥饿导致精神不集中。这就造成很多妈妈认为孩子明明吃了很多但还是不长肉的困惑。

除了米汤、米粥，还有肉汤的营养密度也远远低于肉的营养密度，因为汤里大部分也是水。大部分人都有汤好消化，吃肉容易"积食"，营养都在汤里的误区。我们用常见的猪瘦肉和猪瘦肉汤举个例子，根据《中国学龄儿童膳食指南》推荐，每天应摄入禽畜肉约 50 克，50 克猪瘦肉热量约 75 千卡，约含 10 克蛋白质和 6.2 克脂肪，然而做成瘦肉汤却有一大碗，孩子吃完 50 克的肉还能吃点其他的主食和蔬菜，但喝过一碗肉汤以后，就很难吃下其他的食物了。所以，通过对比发现，相同的食物，完整的食物营养密度要高于分解的食物营养密度，固体食物的营养密度高于液体食物的营养密度。

积极运动增进食欲

运动可以增进食欲，增加进食量，促进肠胃蠕动，促进消化，是体重增长的重要条件。家长可以陪孩子一起制订作息时间表和身体活动计划，让孩子在学校上好体育课，在课间进行走、跑、跳等身体活动；积极参加足球、篮球、乒乓球等体育运动；在家参与家务劳动，将有趣的身体活动方式纳入家庭生活中。充足的运动既能增进食欲又能增强儿童体质。

瘦小孩吃点全营养菜肴

全营养菜肴是指菜肴的食物种类齐全，包含植物性食物和动物性食物，能满足孩子生长发育的各种营养需求，如碳水化合物、蛋白质、维生素、矿物质、膳食纤维等多种营养素。这种菜肴的好处就是可以满足挑食、偏食的孩子，或者"胃口小"、进食量少的孩子的需求。

　　在经过多年的学校配餐和就餐实践调研后，推荐给大家普遍受学龄儿童欢迎的"全营养菜肴"，如番茄肉酱面、煎鸡胸肉三明治、自制烤肉排汉堡、白菜猪肉馅小笼包、三文鱼鲜蔬炒饭、鲜虾蔬菜粥、小油菜木耳肉馅饺子、土豆牛腩盖饭、黑椒肥牛饭等。大家可以通过上面列举的这些"全营养菜肴"看出，这些菜肴每一款都包含了主食类的食材、优质蛋白质、新鲜蔬菜类食物，食材搭配数量上更适宜，可按不同年龄段孩子所需营养素不同的比例适量搭配。如果在家制作，家长可以让孩子参与烹饪过程，通过实践可以让孩子认识食物、了解食物营养知识，并由此爱上吃饭。

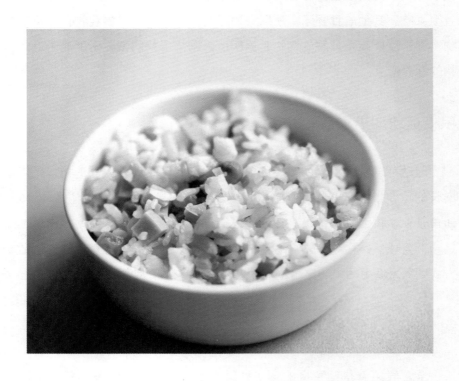

营养＋运动，助力好视力

眼睛是发育比较快的器官，特别是 0 ～ 6 岁是孩子视力形成的关键期，营养和用眼习惯都非常重要。

多吃富含维生素 A 的瘦肉和蛋类

人类对于维生素 A 的研究已经将近一个世纪，它是最早被发现的脂溶性维生素。维生素 A 在视网膜对光的感知过程中，以及维护健康的角膜方面起着非常重要的作用。据统计，全球每年有差不多 50 万名儿童因缺乏维生素 A 导致失明。但维生素 A 不宜摄入过多，过量的维生素 A 有中毒的风险。相对来说，比较安全有效的维生素 A 摄入途径就是通过摄入富含维生素 A 的瘦肉和蛋类等动物性食物。

多吃富含胡萝卜素的蔬菜水果

胡萝卜素可以在体内转化为维生素 A，并且这种转化不会过量（按需转化）。另外，胡萝卜素还有抗氧化的作用。橙色蔬菜和水果含胡萝卜素都比较高，例如胡萝卜、南瓜、杧果、橙子等。另外，菠菜、油菜、羽衣甘蓝、空心菜等绿叶蔬菜的胡萝卜素含量也很高，不过被叶绿素掩盖住了橙色，使它们最终呈现了绿色。

含胡萝卜素比较多的食物也不宜多吃，胡萝卜素一般是在皮下脂肪储存，过量的胡萝卜素会使皮肤"黄染"，呈现手黄、脚黄、面黄的状态，像个"小黄人"。不过，也不用过于担心，只要减少这类食物的摄入量，肤色很快就会恢复正常。

多吃富含 DHA 的深海鱼类

DHA 是视网膜光受体中最丰富的多不饱和脂肪酸，是维持正常视觉功能所必需的。DHA 还是大脑的结构成分之一，也是大脑发育不可缺少的营养素。一些鱼类，例如三文鱼、带鱼、沙丁鱼、海鳗、鲅鱼、石斑鱼、金枪鱼等的 DHA 含量较高。

多喝富含钙质的牛奶

钙不但是构成骨骼和牙齿的主要矿物质，还具有维持肌肉镇定的作用，充足的钙也具有消除眼肌紧张的作用。研究发现，常饮牛奶的孩子视力不良的发生率明显低于不常饮奶的孩子。

牛奶是富含钙质的食物，每天摄入 300 克的奶，大概可以摄入 300 多毫克的钙，接近每天钙需求量的 1/3。孩子进入青春期前后，建议每天摄入 500 克的牛奶或相当于 500 克牛奶的奶制品。

少吃甜食，少喝饮料，少吃油炸及辛辣刺激性食物

过多糖和脂肪的摄入会升高血糖，使血液中胰岛素浓度增加，而高胰岛素水平会引发一系列身体反应，使眼睛巩膜组织细胞过度增殖，从而导致近视的形成。

另外，辛辣刺激性食物和甜食吃得过多会导致眼睛出现干眼症、视力减退等问题。

保护视力，需要多管齐下

保护视力，绝不仅是营养充足就可以了，还需要多管齐下！

◆ 户外运动

有研究表明，户外活动多的孩子近视率更低，并且不是因为户外活动多的孩子看书更少，实际上，有相当一部分孩子在户外看书和看电子产品。这说明自然光线有利于儿童视力的发育，缺乏自然光的照射也是视力下降的重要原因。

因此，要增加孩子的户外活动时间，为了让孩子拥有良好的视力，最好每天保证 1 小时以上的户外活动时间。

◆ 良好睡眠

韩国一项针对 3625 名 12 ~ 19 岁青少年的调查发现，睡眠时间大于 9 小时的青少年，近视的患病率明显低于睡眠时间少于 5 小时的青少年。

良好睡眠的标准是小学生每天睡 10 小时，中学生每天睡 9 小时，高中生每天睡 8 小时。

◆ 减少使用电子屏幕的时间

每天看电视时间超过 3 小时的儿童，视力异常发生率为 43.2%，明显高于每天看电视时间少于 1 小时的儿童。应尽量减少学龄前儿童使用电子产品的时间；对于学龄儿童，非学习目的的电子产品使用每次不超过 15 分钟，合计每天不超过 1 小时。

◆ 注意用眼卫生

看书时保持端正的坐姿，不要躺着看书，更不要在光线不足或晃动的条件下看书和电子产品；写作业时，眼睛与书本距离一尺，胸前与课桌距离一拳，握笔的手指与笔尖距离一寸；连续用眼时间不超过 40 分钟。

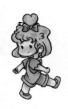

铁缺乏与贫血

铁元素是人体必需的微量营养素之一，是构成血红蛋白的重要原料。当缺铁时就容易产生倦怠乏力、不爱活动或烦躁、注意力不集中等问题，危害儿童青少年的身体健康。

铁对身体很重要吗

无论是植物还是动物，每一个活细胞中都含有铁。铁是人体重要的、必需的微量元素之一。大家都知道，人的生存离不开氧气。氧气从空气中被吸入肺中，然后通过血液运送到身体各器官这一过程，必须有铁的参与。身体的细胞呼吸和代谢也必须有铁的参与，铁还能维持正常的造血功能，长期铁缺乏会造成缺铁性贫血，影响健康和学习。铁就是身体里的"黄金"，是需要被囤积起来的宝贵矿物质。

初中生随着青春期的到来，男生需要铁来增加体重，而女生则因为月经的到来额外需要补充铁。铁的摄入通常不能与铁的需求持平，尤其是对女生来说，因为一般女生吃富含铁的食物较少，如肉类，而所摄入的能量总值也比男生低，所以铁缺乏在女生中更为普遍。

中小学生缺铁意味着什么

如果人体对铁的吸收量低于消耗量，或铁的摄入量过低，体内的铁就有可能被耗尽，引起铁缺乏症。儿童缺铁时，会变得躁动不安、脾气暴躁，不愿意学习或玩，注意力不集中，学习成绩下降。儿童的这些症状在铁摄入情况得到改善后逐渐消失。

有时在一些缺铁的人群中，会看到难以理解的奇怪行为，比如吃粉笔、泥土等非食物物质，这称为异食癖。异食癖会导致营养素缺乏、消化不良，以及寄生虫感染、食物中毒等。

当身体严重缺铁时，就不能制造足够的血红蛋白供新生的红细胞使用，进而就会贫血。发生缺铁性贫血的人会感到疲劳、怕冷，智力受损，体力及学习和工作的效率也会受到影响。缺铁通常是由于铁摄入不足引起的，食物摄入不足，长期食用缺铁食物或食物中铁的抑制剂含量高都容易造成缺铁。因此，儿童青少年摄入充足的铁特别重要。

补铁的食物有哪些

根据《学生餐营养指南》建议，在中小学阶段，孩子每天对铁的需求量为 12 ～ 18 毫克。

动物内脏和血中含有丰富的铁，尤其动物肝脏是铁的最佳食物来源。另外，鱼、蛤蜊、瘦猪肉、牛肉、羊肉、蛋黄也是铁的良好来源。

在植物性食物中，大豆含铁量非常高，新鲜蔬菜如菠菜、菜豆、荠菜、芹菜等的含铁量也比较丰富。

水果类如桃子、香蕉、核桃、红枣等的含铁量也较多。其他食物中，黑木耳、紫菜、香菇的含铁量也相当高。

但食物中含铁量与铁的吸收率并不一定成正比，比如蛋黄中含铁量较高，但因为蛋黄中的铁常与磷的有机物结合，导致吸收率降低。食物的搭配对铁的吸收也有很大的影响，如蔬菜、豆类中含有的草酸、植酸会影响铁的吸收，但食物与维生素 C 同吃时，能促进铁的吸收。当然，过量的铁也会损害免疫系统。在健康人中，当铁储存满时，抑制铁的激素铁调素就会积极行动起来，减少铁的吸收和防止铁过量。所以，不要随意补充含铁的保健品或药剂。

女生比男生需要更多的铁

儿童青少年对铁的需求量与年龄和性别有关。青春期的孩子生长发育较快，对铁的需求量增加。另外，由于男女生生理特点的不同，对铁的需求量也不同。女生进入青春期的一个标志就是月经初潮的来临，而月经周期出现，会损耗身体中的部分铁，加之生长发育的加速，身体需要更多的铁，所以对铁的需求量要高于男生。

根据中国营养学会的推荐，青少年男生每天铁的摄入量为 15 ～ 16 毫克，女生为 18 毫克。因此，儿童青少年时期，尤其是青春期阶段，如果长期食物选择不当或有不良饮食习惯，如偏食、挑食等，影响到食物摄入的种类和数量，从而限制了含铁丰富食物的摄入，就会导致长期膳食铁不能满足身体需要。如不注意增加铁的摄入，极易引起铁缺乏。

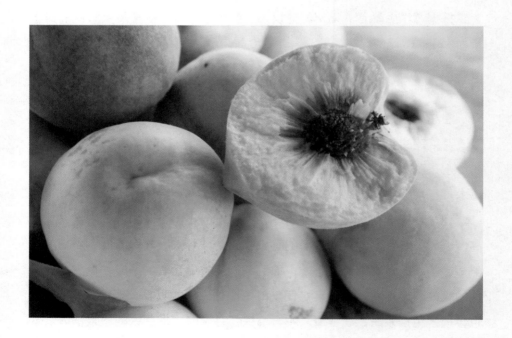

掌握饮食关键点，考生家长不慌张

中学生的学习任务繁重，并且孩子正值青春期，所需营养素更多。正因为如此，搭配好孩子的三餐饮食和零食，让孩子保持旺盛的精力和体力面对高强度的学习生活，是中学生家长的重任。

提前做好饮食计划

根据孩子的日常喜好提前定制食谱示范，也可以让孩子一起参与制订一周饮食计划。这个年纪的孩子有强烈的自主意识，在生活中尽可能多地让他们拿主意，也是帮助他们长大的一部分，另外还可以避免以下问题：

没计划，饮食搭配不均衡。

随便做，孩子不爱吃。

孩子爱吃的食材不够没办法做，失望透顶。

提前计划还会节省时间，前一晚做一些简单的清理和切配工作，第二天准备早餐的效率会大大提高。

注重平日三餐饮食搭配

学生用餐场所不固定，有些学生一日三餐在家吃，有些学生有一餐或两餐在食堂吃，还有些学生则可能一日三餐都在学校食堂吃。因此，学生自己掌握一些饮食关键点十分必要。

一日三餐可遵循这个原则：早餐吃好，上午精力充沛；午餐吃饱，下午学习不累；晚餐会吃，一天饮食的查漏补缺。

合理选择零食、足量饮水

晚上学习期间可以适当选择水果、酸奶、坚果等健康零食作为加餐。晚上加餐 10 克坚果、200 克水果或 200 克酸奶，三样中选一至两样即可。切记，不要选择薯片、辣条、炸鸡腿、奶茶等高热量零食。

保证每天 1500 毫升以上的饮水，不要口渴的时候再喝水，避免体内缺水，缺水会引起认知能力和注意力的下降，影响学习效率。另外，缺水严重还会导致头晕、头疼等不适症状。

饮品最好喝白开水或矿泉水，不要喝饮料，最好把白开水放在孩子抬手就可以拿到的地方。

每天下午 4 点以后避免喝浓茶和咖啡，以免影响睡眠。关于学生是否可以喝咖啡，目前说法不一，可以明确的是咖啡的确可以提神，但同时会影响大脑的注意力，总体来说不太建议学生饮用咖啡。

不盲目进补

一到考试季就有很多家长忙着给孩子添加各种补品或保健品，其实大可不必，营养摄取跟知识积累一样，最重要在于基础饮食吃得（基础知识掌握）怎么样，而不是临时抱佛脚，把一日三餐安排妥当，对学生来说就足够了。

目前市面上的各种补脑保健品，并没有证据表明可以帮助提高记忆能力或思考能力，还有些产品来路不明，反而给孩子带来健康风险。

相对来说，学生的脑力活动比较旺盛，对于维生素的消耗的确会多于普通人，可以考虑额外补充矿物质维生素补充剂。

考试期间怎么吃

家长应提前制定好三日考试菜谱，如果在外就餐，也要提前考察好餐厅，定好考试日的三餐都在哪里吃、吃什么，保证能量充足。考虑到学生的考试需求，除了以往的三餐注意事项，还需要注意以下几点：

早餐：能量和营养充足，推荐选择消化比较慢的粗粮，精细主食消化快，考试中途容易饿；也不要摄入太多甜食，避免餐后困倦。

中餐：尽量不选择油炸食品（脂肪消化最慢）或者脂肪含量比较高的菜肴，避免考试中影响消化。

午加餐：下午考试时间如果距离中餐时间超过 2 小时，进入考场前可以适度补充一些碳水化合物为主的零食，如饼干、巧克力、酸奶等，另外搭配一点坚果，提升下午的考试状态，避免考试中血糖降低，影响大脑反应能力。

晚餐：选择清淡（少油少盐）易消化的食物，睡前可以喝牛奶或酸奶。

另外，还需要注意考试当天饮食中尽量多干少稀，例如，尽量少喝稀饭、少喝汤，避免考试中途上厕所，影响考试状态；不要尝试陌生的食材（以前没吃过），即便有人吹嘘得再好也不要贸然尝试，以免造成身体不适，影响考试；春夏季是食物中毒高发季节，吃热菜相对保险一些，少吃凉菜。室温存放 2 小时以上的菜肴不要食用，避免细菌超标引发食物中毒。如果中午家长给考生送饭，在送饭前饭菜一定要充分加热，密封保存；考试期间尽量早点儿休息，避免饮用咖啡和浓茶，影响睡眠。

第 **5** 章

学龄儿童家庭食谱示范

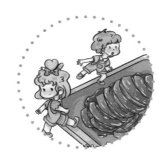

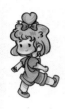

学生餐和成人餐有哪些区别

学生餐的五项基本要求

❶ 全天能量和营养素供给量充足，学生全天的食物种类及数量齐全，每餐中要包含谷薯类、大豆或豆制品、禽肉与畜肉，以及水产品和蛋类等，三餐比例要恰当。

❷ 学生早餐至少应摄入谷薯类、新鲜蔬菜水果、鱼禽及大豆四类，至少保证三大类。

❸ 重点推荐的食物种类和数量不能少。

❹ 注意学生应禁用或慎用的食物。

❺ 学生餐管理应符合相关法律法规的要求。

供餐单位应为学生提供科学合理、营养均衡的学生餐，以保证儿童均衡营养，促进他们健康成长。

成人餐则依据《中国居民膳食指南（2016）》建议，食物多样，谷类为主，吃动平衡，健康体重，多吃蔬菜、奶类和大豆，适量吃鱼、禽、蛋和瘦肉，少盐少油，控糖限酒，杜绝浪费。

6～10岁儿童饮食特点及食谱示范

6～10岁学龄儿童饮食不仅要满足生长发育需要，还要做到合理搭配，以保证健康生长的需求。这个年龄段的儿童饮食具有很强的塑造性，需要更好地进行引导，从日常饮食中学习认识食物，了解健康饮食知识，知道偏食、挑食对健康的影响，养成良好的饮水、饮食习惯，树立健康的饮食观念。

6～10岁学龄儿童食谱示范 01

餐次	菜肴名称	主要食材	调味料
早餐	豆沙卷	面粉 50 克，红豆 20 克	
	煮鸡蛋	鸡蛋 1 个	
	彩椒莜麦菜	红彩椒 20 克，莜麦菜 60 克，虾仁 40 克，胡萝卜 30 克，大豆油 5 克	
加餐	鲜牛奶	牛奶 100 克	
午餐	南瓜米饭	大米 50 克，南瓜 20 克	全天 4 克盐
	手扒排骨	排骨 40 克	
	茼蒿炒白玉菇	茼蒿 50 克，白玉菇 20 克，大豆油 5 克	
加餐	鲜牛奶	牛奶 200 克	
	水果	红富士苹果 200 克	
晚餐	二米饭	大米 50 克，小米 20 克	
	海带炖豆腐	北豆腐 45 克，海带 20 克，大豆油 5 克	
	荷兰豆炒山药	荷兰豆 70 克，山药 25 克，大豆油 5 克	

餐次	菜肴名称	主要食材	调味料
早餐	大米枸杞饭	大米 50 克，枸杞 5 克	
	蒸荷包蛋	鸡蛋 40 克	
	椒油西葫芦拌腐竹	西葫芦 50 克，腐竹 20 克，葵花籽油 2 克，花椒 8 ~ 10 粒	
加餐	杧果奶昔	酸奶 100 克，杧果 50 克	
午餐	燕麦山药米饭	大米 30 克，燕麦 50 克，山药 25 克	全天4 克盐
	照烧脱骨鸡腿	脱骨鸡腿 40 克，大豆油 3 克	
	蒜蓉西蓝花	西蓝花 90 克，大豆油 5 克，大蒜 3 瓣	
加餐	牛奶	鲜牛奶 200 克	
	水果	草莓 100 克	
晚餐	杂粮饭	大米 30 克，小楂子 25 克，花豆 30 克，黑芝麻 10 克	
	蒸扇贝娃娃菜	娃娃菜 80 克，扇贝 40 克，葵花籽油 5 克	
	鲍芹拌海带芽	鲍芹 50 克，海带芽 40 克，胡麻油 5 克	

餐次	菜肴名称	主要食材	调味料
早餐	坚果大列巴	面粉 50 克，核桃仁 10 克，蔓越莓 15 克	
	牛奶蒸鸡蛋羹	牛奶 100 克，鸡蛋 1 个	
	莴笋炒木耳	莴笋 60 克，干木耳 3 克，橄榄油 5 克	
加餐	酸奶	酸奶 100 克	
午餐	红薯紫米饭	紫米 60 克，红薯 25 克	全天4 克盐
	香煎三文鱼	三文鱼 40 克，青红椒各 20 克，大豆油 3 克	
	香菇油菜	油菜 60 克，香菇 20 克，大豆油 4 克	
加餐	牛奶	鲜牛奶 120 克	
	水果	羊角蜜 200 克	
晚餐	绿豆米饭	大米 60 克，绿豆 15 克	
	双色萝卜炖羊排	绿萝卜 50 克，胡萝卜 30 克，羊肉 40 克，花生油 5 克	
	芥蓝炒豆腐干	芥蓝 70 克，豆腐干 30 克，花生油 5 克	

餐次	菜肴名称	主要食材	调味料
早餐	番茄肉酱意面	意面 60 克，猪精肉 20 克，番茄 80 克，黄油 25 克，橄榄油 5 克	
	炝拌双花	菜花 40 克，西蓝花 40 克，橄榄油 3 克	
加餐	水果	库尔勒香梨 100 克	
午餐	苦荞米粳米饭	粳米 40 克，苦荞米 30 克	全天 4 克盐
	京酱肉丝	猪里脊 30 克，豆腐皮 15 克，葵花籽油 5 克	
	蚝油西生菜	西生菜 70 克，蚝油 3 克，大豆油 3 克	
加餐	水果	沃柑 100 克	
	酸奶	酸奶 120 克	
晚餐	状元饺	面粉 80 克，小白菜 50 克，芹菜 40 克，虾仁 35 克，鸡蛋 20 克，胡麻油 5 克	
	紫菜虾皮汤	干紫菜 5 克，虾皮 3 克，鸡蛋饼丝 20 克	

餐次	菜肴名称	主要食材	调味料
早餐	菠菜汁荷叶饼	面粉 50 克，菠菜 20 克	
	黑芝麻厚蛋烧	鸡蛋 1 个，黑芝麻 5 克，大豆油 3 克	
	黄瓜魔芋炒木耳	黄瓜 60 克，水发木耳 15 克，魔芋 20 克，花生油 3 克	
加餐	酸奶	酸奶 100 克	
	水果	哈密瓜 100 克	
午餐	紫薯二米饭	大米 40 克，小米 20 克，紫薯 15 克	全天 4 克盐
	蒜薹炒肉片	蒜薹 70 克，肉片 20 克，花生油 5 克	
	菠菜猪肝汤	菠菜 50 克，猪肝 20 克，胡麻油 2 克	
加餐	牛奶	鲜牛奶 200 克	
	水果	凤梨 100 克	
晚餐	红豆米饭	大米 60 克，红豆 20 克	
	番茄龙利鱼片	龙利鱼 40 克，番茄 60 克，番茄酱 10 克，豌豆苗 20 克，玉米油 4 克	
	芦笋炒姬松茸	芦笋 80 克，姬松茸 30 克，玉米油 4 克	

餐次	菜肴名称	主要食材	调味料
早餐	三明治	全麦面包片，鸡胸肉 20 克，煎鸡蛋 1 个，奶酪片 15 克，西生菜 40 克	
加餐	水果	葡萄 80 克	
午餐	藜麦米饭	大米 40 克，藜麦 30 克	全天 4 克盐
	黑椒杏鲍菇牛柳	杏鲍菇 30 克，牛肉 20 克，葵花籽油 5 克	
	丝瓜拌油豆腐皮	丝瓜 60 克，油豆腐皮 20 克，橄榄油 5 克	
加餐	牛奶	鲜牛奶 100 克	
	水果	草莓 100 克	
晚餐	南瓜面馒头	面粉 70 克，南瓜 30 克	
	清炒营养时蔬	青笋 40 克，胡萝卜 20 克，黄瓜 40 克，虾仁 40 克，腰果 10 克，葵花籽油 5 克	
	火爆牛心菜	牛心菜 60 克，玉米油 5 克	

餐次	菜肴名称	主要食材	调味料
早餐	奶香玉米烙	玉米粒 60 克，胡萝卜 20 克，鸡蛋 1 个，面粉 10 克，芝士 10 克	
	蔬菜沙拉	小黄瓜 50 克，小西红柿 30 克，紫生菜 20 克，胡麻油 3 克	
加餐	水果	蓝莓 80 克	
午餐	胡萝卜糙米饭	糙米 60 克，胡萝卜 20 克	全天 4 克盐
	芋头扣肉	五花肉 20 克，芋头 20 克	
	油菜炒腐竹	油菜 70 克，腐竹 20 克，玉米油 5 克	
加餐	杧果奶昔	杧果 100 克，牛奶 200 克	
晚餐	高粱米粳米饭	高粱米 60 克，粳米 20 克	
	西芹炒鱿鱼	鱿鱼 40 克，西芹 30 克，洋葱 20 克，菜籽油 5 克	
	莴笋炒木耳	莴笋 70 克，水发木耳 15 克，菜籽油 5 克	

本套示范食谱采用了三次正餐和两次加餐的模式，这种模式容易实现用餐时间的定时定量，也便于在总摄入量不变的情况下拆分出更多的餐次，以保证充足的食物摄入。另外，加餐中的食物种类可补充正餐中食物种类或数量的不足。

食谱中食物种类齐全，平均每天 18 种以上，且数量充足。每天谷类在 200 克左右，搭配适量杂豆和薯类，在保证粗细搭配的前提下，也考虑小学低龄段儿童的饮食特点，增加花样品种；三餐蔬菜总量约 300 克，禽畜肉和水产品每天各约 40 克，保证了优质蛋白以及铁、维生素 A 等重要营养素的摄入，每天总能量约 1500 千卡。

食谱推荐食材

谷物、杂豆和薯类：大米、小米、小麦粉、全麦粉、藜麦、燕麦、小糙子、紫米、糙米、红豆、绿豆、苦荞米、紫薯、山药。

十字花科蔬菜：油菜、菜心、大白菜、西蓝花、菜花、紫甘蓝、牛心菜、萝卜、芥蓝。

叶菜及根茎类：茼蒿、芹菜、苋菜、荠菜、菠菜、胡萝卜、山药、莲藕、莜麦菜、木耳菜、莴笋。

优质蛋白类食材：鸡蛋、牛奶、大豆制品、酸奶、猪肉、牛肉、羊肉、海虾、三文鱼、龙利鱼、鱿鱼。

菌藻类：白玉菇、银耳、木耳、姬松茸、杏鲍菇、海带、紫菜。

水果：苹果、杧果、草莓、羊角蜜、香梨、沃柑、哈密瓜、凤梨、葡萄、蓝莓。

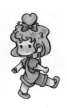

11 ~ 13 岁儿童饮食特点及食谱示范

11 ~ 13 岁儿童将步入小学高年级或进入初中，这个时期的孩子即将步入青春期，生长突增，体格发育迅猛，各个器官的功能都在增强。这个时期孩子的学习相对紧张，身体活动量大，需要更多的能量和营养。这个时期是增强体质的有利时期。同时，应让孩子注重和了解青春期生理发育基本知识，掌握基本食品安全知识，提升自我保护能力，探索科学的饮食理念，养成健康的生活习惯，锻炼自理自立所必需的动手能力，可制作简单的家常餐，懂得食品来之不易，等等。

11 ~ 13 岁学龄儿童食谱示范 01

餐次	菜肴名称	主要食材	调味料
早餐	紫薯馒头	面粉 70 克，紫薯 30 克	
	营养煮鸡蛋	鸡蛋 1 个	
	丝瓜酿鲜虾	丝瓜 130 克，海虾 40 克，橄榄油 5 克	
加餐	牛奶	鲜牛奶 100 克	
	水果	库尔勒香梨 100 克	全天4 克盐
午餐	胚芽米粳米饭	胚芽米 50 克，粳米 60 克	
	小白菜炖排骨	小白菜 100 克，排骨 50 克，橄榄油 5 克	
	茼蒿炒白玉菇	茼蒿 80 克，白玉菇 20 克，鲜核桃仁 10 克，橄榄油 5 克	
加餐	牛奶	鲜牛奶 100 克	
	水果	哈密瓜 100 克	

餐次	菜肴名称	主要食材	调味料
晚餐	红豆米饭	粳米 75 克，红豆 50 克	全天 4 克盐
	营养双花	西蓝花 80 克，菜花 80 克，橄榄油 3 克	
	锅塌豆腐	北豆腐 40 克，鸡蛋 1 个，彩椒（青椒、红椒）20 克，橄榄油 2 克	

11 ~ 13 岁学龄儿童食谱示范 02

餐次	菜肴名称	主要食材	调味料
早餐	玉米面发糕	面粉 60 克，玉米面粉 30 克	全天 4 克盐
	五香鹌鹑蛋	鹌鹑蛋 50 克	
	虾仁炒莜麦菜	莜麦菜 100 克，海虾 40 克，葵花籽油 5 克	
加餐	酸奶	酸奶 120 克	
	水果	甜瓜 100 克	
午餐	二米饭	粳米 65 克，玉米糁 35 克	
	番茄牛腩	西红柿 100 克，牛腩 20 克，土豆 50 克，玉米油 5 克	
	乌塌菜炒豆腐皮	乌塌菜 100 克，豆腐皮 15 克，玉米油 5 克	
加餐	牛奶	鲜牛奶 200 克	
	水果	火龙果 200 克	
晚餐	金银米饭	粳米 60 克，小米 40 克	
	熘肝尖	猪肝 30 克，青椒 50 克，红椒 50 克，木耳 15 克，玉米油 5 克	
	海味时蔬	荷兰豆 120 克，山药 30 克，扇贝 30 克，玉米油 5 克	

餐次	菜肴名称	主要食材	调味料
早餐	莲子二米饭	粳米 50 克，紫米 30 克，莲子 10 克	
	炝拌绿豆芽	绿豆芽 80 克，胡萝卜 40 克，亚麻籽油 5 克	
	鸡蛋羹	鸡蛋 50 克	
加餐	酸奶	酸奶 100 克	
	水果	西梅 150 克	
午餐	黑芝麻糙米饭	粳米 60 克，糙米 40 克，黑芝麻 5 克	全天 4 克盐
	五香烤鲅鱼	鲅鱼 70 克，肉片 20 克，大豆油 5 克	
	茭瓜炒鸡枞菌	茭瓜 120 克，鸡枞菌 50 克，大豆油 5 克	
加餐	牛奶	鲜牛奶 200 克	
	水果	沃柑 150 克	
晚餐	山药米饭	大米 75 克，山药 50 克	
	芹菜炒香干	芹菜 100 克，豆腐干 30 克，花生油 5 克	
	上汤奶白菜	奶白菜 80 克，松花蛋 10 克，肉丁 30 克，花生油 5 克	

餐次	菜肴名称	主要食材	调味料
早餐	自制汉堡	汉堡坯，鲜鸡胸肉 40 克，生菜 20 克，西红柿 50 克	
	牛奶	鲜牛奶 100 克	
加餐	水果	波罗蜜 100 克	
午餐	藜麦米饭	粳米 70 克，藜麦 30 克	全天 4 克盐
	海带黄豆嘴炖土豆	海带 150 克，土豆 40 克，黄豆嘴 20 克，菜籽油 5 克	
	西红柿炒鸡蛋	西红柿 80 克，鸡蛋 50 克，菜籽油 6 克	
加餐	牛奶	鲜牛奶 100 克	
	水果	大樱桃 200 克	
晚餐	鲜虾云吞面	云吞皮 100 克，海虾 50 克，韭菜 50 克，肉末 10 克，小油菜 100 克	
	圆白菜拌虾皮	圆白菜 80 克，虾皮 5 克，橄榄油 3 克	

餐次	菜肴名称	主要食材	调味料
早餐	燕麦粥	大米 50 克，燕麦米 30 克	
	菠菜煎鸡蛋饼	鸡蛋 50 克，菠菜 80 克，橄榄油 5 克	
	炝拌西蓝花	西蓝花 60 克，胡萝卜 30 克，橄榄油 3 克	
加餐	牛奶	鲜牛奶 150 克	
	水果	西梅 100 克	
午餐	红豆米饭	大米 80 克，红豆 30 克	全天 4 克盐
	杏鲍菇三文鱼	三文鱼 50 克，杏鲍菇 20 克，青椒 10 克，红椒 10 克，花生油 5 克	
	蒜香豇豆	豇豆 150 克，彩椒 20 克，花生油 5 克	
加餐	牛奶	鲜牛奶 200 克	
	水果	蓝莓 200 克	
晚餐	双色馒头卷	面粉 50 克，麦胚粉 20 克，紫薯 50 克	
	百叶卷	豆腐皮 30 克，肉馅 50 克	
	葱油时蔬	秋葵 20 克，荷兰豆 20 克，木耳 15 克，紫甘蓝 20 克，大豆油 5 克	

餐次	菜肴名称	主要食材	调味料
早餐	黑椒牛柳意面	意大利面 100 克，牛肉粒 20 克，西红柿 50 克，番茄酱 10 克，芦笋 50 克，橄榄油 5 克	
	酸奶	酸奶 100 克	
	坚果	核桃仁 8 克	
加餐	水果	菠萝 100 克	
午餐	红薯米饭	大米 90 克，红薯 40 克	全天 4 克盐
	空心菜炒肉片	空心菜 100 克，肉片 20 克，大豆油 5 克	
	丝瓜炒口蘑	丝瓜 60 克，口蘑 30 克，大豆油 5 克	
加餐	牛奶	鲜牛奶 200 克	
	水果	橙子 200 克	
晚餐	花饭豆薏仁米饭	大米 40 克，薏仁米 20 克，花饭豆 30 克	
	洋葱炒鱿鱼	洋葱 50 克，鱿鱼 50 克，青椒 40 克，大豆油 5 克	
	白灼芥蓝	芥蓝 70 克，大豆油 5 克	

餐次	菜肴名称	主要食材	调味料
早餐	鸡蛋灌饼	面粉 80 克，鸡蛋 1 个，西生菜 60 克，胡萝卜 50 克	
	牛奶	奶粉 25 克冲泡	
加餐	酸奶	酸奶 100 克	
	水果	草莓 80 克	
午餐	杂粮米饭	大米 50 克，糙米 30 克，紫米 15 克	
	红烧鸡翅中	鸡翅中 50 克，大豆油 3 克	全天4 克盐
	菜心炒双耳	菜心 80 克，银耳 30 克，木耳 30 克，橄榄油 5 克	
加餐	牛奶	鲜牛奶 150 克	
	水果	猕猴桃 200 克	
晚餐	山药二米饭	大米 60 克，小米 20 克，山药 50 克	
	菠菜扇贝丁	菠菜 100 克，扇贝丁 50 克，橄榄油 5 克	
	凉拌茭白千张	茭白 80 克，千张 15 克，芝麻酱 8 克，花生碎 8 克	
	黄瓜口蘑汤	黄瓜 20 克，口蘑 10 克	

本套示范食谱按"三餐两点"模式，食物种类齐全，包含了谷薯类、蔬菜、水果、畜禽肉、水产品、蛋类、豆制品以及奶类和坚果。平均全天总能量在 1950 千卡左右，三餐能量比按早餐 25% ～ 30%、午餐 35% ～ 40%、晚餐 25% ～ 30% 分配。学龄儿童关注的钙、铁、锌、维生素 A 等营养素充足，优质蛋白占总蛋白比例一半以上，比例恰当，能保证本年龄段学龄儿童充足、合理、均衡的营养需求。

食谱推荐食材

谷物、杂豆和薯类：紫薯、糙米、山药、红豆、大米、苦荞米、小米、小麦粉、全麦粉、藜麦、燕麦、小楂子、紫米、绿豆、山药。

十字花科蔬菜：红菜薹、菜心、大白菜、油菜、西蓝花、菜花、紫甘蓝、牛心菜、萝卜、芥蓝。

叶菜及根茎类：小白菜、芹菜、奶白菜、秋葵、菠菜、胡萝卜、豇豆、丝瓜、茭白、莜麦菜、木耳菜、莴笋、丝瓜、莲藕。

优质蛋白类食材：牛肉、海虾、鸡蛋、鹌鹑蛋、猪肝、鲅鱼、牛奶、酸奶、大豆制品、猪肉、扇贝、鱿鱼。

菌藻类：白玉菇、银耳、木耳、蟹味菇、杏鲍菇、海带、紫菜。

水果：香梨、哈密瓜、火龙果、西梅、沃柑、大樱桃、蓝莓、芭乐、橙子、草莓、甜瓜。

14 ～ 17 岁儿童饮食特点及食谱示范

14 ～ 17 岁的孩子正处于青春期，这个阶段是人基础代谢最高的时期，这时孩子的身高、体重急剧增加，需要足够的能量和营养素供给。为了更好地应对青春期的营养需求，食谱选择应以优质蛋白如豆类、乳类、鱼类、肉类等食材为主，优质蛋白应占总蛋白的一半以上，以帮助本阶段女生改善生理疲劳感，帮助男生增长肌肉。食谱中应注意保证动物肝脏、瘦肉等含铁丰富的食物数量充足。含锌的鱼肉、蛋类、豆类、杂粮等食材种类相对较多，钙、铁、锌、碘、维生素 A、膳食纤维等核心营养素均应达到推荐摄入量以上标准且数量充足。食谱在保证营养均衡的基础上，也考虑到该年龄段孩子的普遍饮食喜好以及操作的便利性，每一餐的主食和菜肴搭配不仅保证营养，还考虑色彩搭配，让孩子的每一餐都既美味又有颜值。

14 ～ 17 岁学龄儿童食谱示范 01

餐次	菜肴名称	主要食材	调味料
早餐	南瓜小米粥	南瓜 20 克，小米 30 克	全天 4 克盐
	长条卷	面粉 70 克	
	木须肉	黄瓜 150 克，鸡蛋 1 个，肉片 20 克，大豆油 5 克	
	酸奶	酸奶 100 克	
	水果	西瓜 100 克	

餐次	菜肴名称	主要食材	调味料
午餐	三色藜麦米饭	大米 70 克,藜麦 40 克	全天 4 克盐
	土豆炖排骨	土豆 50 克,排骨 50 克	
	蒜薹什锦菜	蒜薹 100 克,鸡枞菌 30 克,胡萝卜 30 克,水发木耳 15 克,大豆油 5 克	
	小白菜鸡蛋汤	小白菜 20 克,鸡蛋 1 个,芝麻油 1 克	
	水果	红富士苹果 200 克	
晚餐	红豆米饭	大米 50 克,红小豆 30 克	
	金汤鱼片	黑鱼片 70 克,黄豆芽 100 克,豆腐皮 30 克,大豆油 6 克	
	清炒空心菜	空心菜 100 克,橄榄油 3 克	
晚加餐	牛奶	鲜牛奶 200 克	
	面包	吐司面包片 60 克	

14 ~ 17 岁学龄儿童食谱示范 02

餐次	菜肴名称	主要食材	调味料
早餐	扬州炒饭	米饭 100 克,玉米粒 50 克,青豆 20 克,肉丁 10 克,鸡蛋 1 个	全天 4 克盐
	炝拌双笋	青笋 100 克,竹笋 50 克,胡萝卜 40 克,水发木耳 30 克,核桃油 3 克	
	牛奶	鲜牛奶 200 克	
	水果	橙子 200 克	
	干果	杏仁 10 克	
午餐	薏仁米饭	薏仁米 55 克,大米 65 克,花生 15 克	
	香干肉丁	里脊肉 30 克,五香豆干 20 克,香菇丁 10 克,青豆 10 克,花生油 4 克	
	大叶茼蒿炒虾仁	茼蒿 150 克,虾仁 70 克,大豆油 5 克	
	紫菜蛋花汤	干紫菜 5 克,鸡蛋 10 克	
晚餐	二米饭	大米 50 克,小楂子 50 克	
	乌塌菜炒杏鲍菇	乌塌菜 80 克,杏鲍菇 50 克,山药 30 克,胡萝卜 10 克,花生油 4 克	
	菠菜猪肝汤	菠菜 80 克,猪肝 20 克,芝麻油 2 克	
晚加餐	酸奶	酸奶 100 克	
	水果	香蕉 150 克	

14～17 岁学龄儿童食谱示范 03

餐次	菜肴名称	主要食材	调味料
早餐	山药紫米粥	山药 30 克，大米 20 克，紫米 20 克	全天 4 克盐
	全麦馒头	全麦粉 30 克，中筋粉 30 克	
	炝拌海带	海带丝 150 克，橄榄油 3 克	
	煎鸡蛋、酸奶	鸡蛋 1 个，酸奶 100 克	
午餐	什锦炒面	玉米面条 150 克，肉丝 20 克，豆角 60 克，小油菜 50 克，结球甘蓝 20 克，大豆油 5 克	
	炝拌红苋菜螺肉	红苋菜 150 克，海螺肉 50 克，亚麻籽油 5 克	
	水果	樱桃 300 克	
晚餐	杂粮米饭	燕麦米 30 克，紫米 20 克，绿豆 20 克，大米 30 克	
	南瓜烧鸡块	去骨鸡腿肉 70 克，南瓜 50 克，葵花籽油 5 克	
	丝瓜豆腐汤	丝瓜 50 克，豆腐 30 克，芝麻油 2 克	
晚加餐	牛奶、花卷、坚果	鲜牛奶 200 克，榛子 10 克，花卷 50 克（面粉 30 克）	

14～17 岁学龄儿童食谱示范 04

餐次	菜肴名称	主要食材	调味料
早餐	红豆银耳粥	大米 20 克，干银耳 5 克，红豆 20 克	全天 4 克盐
	肉馅包子	面粉 65 克，肉馅 20 克，小白菜 80 克，洋葱 15 克，葵花籽油 3 克	
	芹菜炝花生米	芹菜 80 克，花生米 10 克，橄榄油 3 克	
	酸奶	酸奶 100 克	
午餐	荞麦米饭	荞麦 50 克，大米 60 克	
	橙味鸭胸肉	鸭胸肉 50 克，橄榄油 5 克	
	清炒有机花菜	有机花菜 180 克，胡萝卜 30 克，橄榄油 3 克	
	裙带菜豆腐汤	裙带菜 50 克，豆腐 30 克，橄榄油 3 克	
	水果	油桃 200 克	
晚餐	红薯米饭	红薯 30 克，大米 90 克	
	煎鲅鱼	鲅鱼 70 克，芦笋 30 克，大豆油 5 克	
	西红柿炒鸡蛋	西红柿 180 克，鸡蛋 1 个，大豆油 5 克	
晚加餐	牛奶	鲜牛奶 200 克	
	水果	草莓 100 克	

餐次	菜肴名称	主要食材	调味料
早餐	肉夹馍	面粉 70 克，肉丁 30 克，洋葱 40 克，生菜 20 克，橄榄油 3 克	
	土豆丝炒彩椒胡萝卜	土豆 50 克，彩椒 60 克，胡萝卜 30 克，橄榄油 3 克	
	酸奶、核桃仁	酸奶 100 克，核桃仁 10 克	
午餐	三色藜麦米饭	大米 50 克，藜麦 40 克，薏米仁 20 克	全天4 克盐
	芝士焗海虾	海虾肉 70 克，芝士 10 克	
	茼蒿炒鸡蛋	茼蒿 150 克，鸡蛋 1 个，玉米油 5 克	
	素罗宋汤	包菜 20 克，西红柿 20 克，西芹 20 克，芝麻油 3 克	
	水果	红富士苹果 200 克	
晚餐	鹰嘴豆米饭	鹰嘴豆 25 克，大米 45 克，高粱米 20 克	
	煎豆腐皮金针菇	豆腐皮 50 克，金针菇 100 克，大豆油 5 克	
	金蒜炒空心菜	空心菜 100 克，大豆油 5 克	
晚加餐	牛奶	鲜牛奶 200 克	
	水果	西梅 100 克	

餐次	菜肴名称	主要食材	调味料
早餐	黑米莲子粥	黑米 20 克，莲子 10 克，藜麦 10 克	
	煎饺	面粉 60 克，茴香 60 克，肉馅 20 克，洋葱 20 克，花生油 5 克	
	沙拉杯	紫甘蓝 20 克，罗马生菜 20 克，小西红柿 15 克，腰果 10 克，油醋汁 20 克	
	酸奶蓝靛果杯	酸奶 100 克，蓝靛果 100 克	
午餐	杂粮米饭	大米 90 克，小米 10 克，糙米 10 克，高粱米 10 克	全天4 克盐
	山药炖羊肉	山药 30 克，羊肉 50 克，花生油 5 克	
	清炒时蔬	西蓝花 50 克，鹌鹑蛋 50 克，节瓜 20 克，小油菜 20 克，口蘑 10 克，花生油 5 克	
	水果	红提葡萄 100 克	
晚餐	花饭豆米饭	大米 50 克，花饭豆 30 克	
	芥蓝藕片腐竹	芥蓝 100 克，腐竹 25 克，藕片 30 克，橄榄油 5 克	

餐次	菜肴名称	主要食材	调味料
晚餐	麻酱秋葵虾球	秋葵 80 克，虾仁 70 克，橄榄油 3 克，芝麻酱 5 克	全天4 克盐
晚加餐	牛奶	鲜牛奶 200 克	
	水果	大樱桃 100 克	

14 ~ 17 岁学龄儿童食谱示范 07

餐次	菜肴名称	主要食材	调味料
早餐	滑蛋帕尼尼	面粉 70 克，鸡蛋 50 克，西红柿 20 克，生菜叶 20 克	
	日式土豆泥	土豆 60 克，黄瓜 30 克，胡萝卜 20 克，甜玉米粒 20 克，洋葱 20 克，榛子碎 10 克	
	酸奶	酸奶 100 克	
午餐	燕麦米饭	燕麦米 50 克，大米 50 克，红腰豆 20 克	
	豆角炖肉	豆角 100 克，瘦肉 50 克，胡萝卜 20 克，玉米油 5 克	
	白灼红菜薹	红菜薹 100 克，玉米油 5 克	全天4 克盐
	荠菜姬松茸汤	荠菜 20 克，姬松茸 20 克，玉米油 3 克	
	水果	荔枝 200 克	
晚餐	花卷	面粉 80 克，玉米油 2 克	
	烤三文鱼	三文鱼 70 克，玉米油 5 克	
	小白菜炖豆腐	小白菜 120 克，豆腐 30 克，干粉条 20 克，玉米油 5 克	
晚加餐	牛奶	鲜牛奶 200 克	
	水果	杧果 200 克	

14 ~ 17 岁的孩子正处于青春期，身高和体重快速增长。示范食谱在设计上对应该年龄段孩子的生长发育特点，在保证营养均衡的基础上，也确保重点食材如动物肝脏、瘦肉等铁含量丰富的食材，以及杂粮、谷薯类、蔬菜水果等摄入量充足。食谱也考虑到该年龄段孩子的普遍饮食喜好和操作便利性，每一餐的主食和菜肴搭配在保证营养的基础上，还考虑了

色彩搭配，让孩子的每一餐都既美味又有颜值。青春期在补充营养的同时还要避免消瘦和肥胖，无论是营养不足还是过度肥胖都会影响正常发育，因此建议不要随意节食或过度饮食，应保持营养均衡，建立文明健康的生活方式，成为健康的主人。

食谱推荐食材

谷物、杂豆和薯类： 土豆、山药、鹰嘴豆、高粱米、莲子、黑米、糙米、红豆、大米、小米、小麦粉、全麦粉、花饭豆。

十字花科蔬菜： 红菜薹、小白菜、羽衣甘蓝、油菜、西蓝花、菜花、牛心菜、萝卜、芥蓝。

叶菜及根茎类： 青笋、茼蒿、红苋菜、乌塌菜、菠菜、茭瓜、丝瓜、芹菜、西红柿、空心菜、秋葵。

优质蛋白类食材： 猪肉、牛肉、罗非鱼、海螺肉、海虾、鸡蛋、鹌鹑蛋、猪肝、鲅鱼、牛奶、酸奶、大豆制品、鸭肉、三文鱼。

菌藻类： 鸡枞菌、杏鲍菇、银耳、木耳、蟹味菇、金针菇、海带、紫菜。

水果： 西瓜、苹果、橙子、香蕉、樱桃、草莓、油桃、西梅、蓝靛果、红提葡萄、荔枝、杧果。

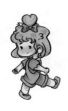

儿童减重食谱示范

儿童期减重的前提是保证儿童的正常生长发育，在控制总能量的前提下，优先摄入低热量食物，不建议节食减肥。儿童减重期间，在两餐之间饥饿时可以加餐，以低脂奶制品、新鲜蔬果等饱腹感强的食物为首选。优选谷薯类、蔬菜、瘦肉、豆制品等，控制高能量的食物以及饮料的摄入，如富含脂肪的肉类、油炸食品、膨化食品、烘焙食品等要尽量避免食用。每天保证新鲜蔬菜的摄入，多吃富含膳食纤维的食物，既可增加饱腹感也有利于控制食物的总摄入量。

儿童减重食谱示范 01 （约1500千卡）

餐次	菜肴名称	主要食材	调味料
早餐	全麦面包	全麦面包片 70 克	
	煮鸡蛋	鸡蛋 1 个	
	黄瓜拌金针菇	黄瓜 120 克，金针菇 60 克，亚麻籽油 3 克	
	牛奶	低脂牛奶 180 克	
早加餐	水果及坚果	苹果 100 克，核桃仁 10 克	
午餐	二米饭	大米 60 克，小米 10 克	
	番茄牛肉	西红柿 150 克，牛肉 50 克，玉米油 3 克	全天
	韭菜炒绿豆芽	韭菜 30 克，绿豆芽 80 克，玉米油 3 克	4 克盐
	水果	雪花梨 150 克	
午加餐	蔬果	水果黄瓜 80 克	
	酸奶	低脂酸奶 120 克	
晚餐	寿司米饭	寿司 3 块（米饭约 180 克）	
	芹菜肉丝炒香干	芹菜 170 克，香干 20 克，肉丝 10 克，玉米油 5 克	
	海米荠菜汤	荠菜 60 克，海米 5 克，芝麻油 2 克	

儿童减重食谱示范 02 （约 1500 千卡）

餐次	菜肴名称	主要食材	调味料
早餐	玉米面饼子	玉米面 35 克，小麦粉 25 克	
	荷包蛋	鸡蛋 1 个	
	彩椒炒芥蓝丝	彩椒 30 克，芥蓝 120 克，橄榄油 5 克	
	牛奶	低脂牛奶 150 克	
早加餐	水果及坚果	猕猴桃 120 克，榛子仁 10 克	
午餐	糙米饭	大米 50 克，糙米 20 克	全天4 克盐
	西蓝花鸡片	西蓝花 80 克，鸡胸肉 60 克，橄榄油 5 克	
	黑油菜炒油豆腐皮	黑油菜 80 克，油豆腐皮 20 克，橄榄油 2 克	
午加餐	牛奶	低脂牛奶 150 克	
	水果	苹果 80 克	
晚餐	胡萝卜二米饭	胡萝卜 20 克，大米 40 克，藜麦 10 克	
	清蒸偏口鱼	偏口鱼 50 克，大豆油 3 克	
	素炒豇豆	豇豆 100 克，大豆油 3 克	

儿童减重食谱示范 03 （约 1500 千卡）

餐次	菜肴名称	主要食材	调味料
早餐	燕麦粥	大米 15 克，燕麦米 15 克	
	煮鸡蛋	鸡蛋 1 个	
	凉拌南瓜尖	南瓜尖 150 克，干木耳 3 克，亚麻籽油 3 克	
	酸奶	低脂酸奶 120 克	
早加餐	水果及坚果	库尔勒香梨 150 克，巴旦木 8 克	
午餐	二米饭	小麦仁 20 克，大米 50 克	全天4 克盐
	土豆胡萝卜炖鸡块	土豆 30 克，胡萝卜 20 克，去皮去骨鸡腿 70 克，大豆油 5 克	
	清蒸豆腐娃娃菜	娃娃菜 100 克，北豆腐 30 克，大豆油 5 克	
午加餐	牛奶	脱脂牛奶 200 克	
	水果	金红桃 80 克	
晚餐	炸酱面	玉米面条 80 克，黄瓜 80 克，生菜 30 克，木耳 20 克，金针菇 20 克，芝麻酱 5 克	

儿童减重食谱示范 04 (约 1500 千卡)

餐次	菜肴名称	主要食材	调味料
早餐	蒸玉米	带棒玉米 300 克	
	虾皮蒸鸡蛋羹	鸡蛋 1 个，虾皮 3 克，橄榄油 3 克	
	拌双笋	莴笋 60 克，竹笋 60 克，橄榄油 3 克	
早加餐	酸奶	低脂酸奶 120 克	
	水果	蓝莓 150 克	
午餐	面食	馒头 100 克	全天4 克盐
	拌茼蒿	茼蒿 150 克，胡萝卜丝 40 克，亚麻籽油 3 克	
	菠菜猪肝汤	菠菜 50 克，猪肝 20 克，芝麻油 3 克	
	水果	李子 100 克	
午加餐	蔬果	小番茄 100 克	
	牛奶	低脂牛奶 200 克	
晚餐	杂粮饭	薏米 10 克，燕麦 10 克，绿豆 20 克，大米 30 克	
	白灼基围虾	基围虾 50 克	
	丝瓜炖豆腐	丝瓜 100 克，豆腐 30 克，橄榄油 3 克	

儿童减重食谱示范 05 (约 1500 千卡)

餐次	菜肴名称	主要食材	调味料
早餐	蒸红薯	红薯 200 克	
	鹌鹑蛋	鹌鹑蛋 6 个（约 50 克）	
	芝麻酱淋莜麦菜	莜麦菜 120 克，芝麻酱 5 克	
	牛奶	低脂牛奶 200 克	
早加餐	水果及坚果	杏 80 克，腰果 10 克	
午餐	菌菇海鲜米线	米线 80 克，口蘑 50 克，鸡腿菇 50 克，海蛎子 50 克，橄榄油 5 克	全天4 克盐
	水果	西瓜 100 克	
午加餐	酸奶	低脂酸奶 120 克	
	山药二米饭	山药 30 克，高粱米 20 克，大米 30 克	
晚餐	鱼香肉丝	肉丝 50 克，干木耳 3 克，青椒 10 克，胡萝卜 10 克，大豆油 3 克	
	锦绣彩蔬	菜心 120 克，莴笋 60 克，香菇 20 克，彩椒 20 克，橄榄油 3 克	

本食谱每天总能量在 1500 千卡左右，可满足学龄儿童生长发育需要。儿童减重在控制总能量的同时，要让孩子吃饱并获得均衡的营养。减重儿童的早餐一定要优质，应包括全谷物食物如全麦面包、燕麦、玉米等，优质蛋白食物如鸡蛋、豆制品、低脂奶制品等，以及新鲜蔬果。另外，用营养餐盘控制进食量也是一个很好的方法，以一个圆形餐盘为例，餐盘的一半盛装 2 ～ 3 种蔬菜，另外一半一份装谷薯类，一份装蛋白质类食物。相比儿童减重，纠正不良的饮食习惯和生活方式更为重要。

儿童增重食谱示范

需要增重的儿童通常为生长发育不达标、日常饮食较挑剔等原因造成的。对增重的儿童来说，首先主食一定要吃够量。充足的主食是补充热量的主要途径，可以适当多吃一些相对容易消化吸收的米饭、馒头、面条、包子、饺子等。有部分孩子习惯在吃饭的同时喝粥或者喝汤，这样会影响这一餐的进食量，因此要减少稀粥和汤类等流食。每天要摄入排骨、鸡翅、鸡蛋、鱼虾肉和奶制品等作为每餐的蛋白质食物保障。蔬菜宜少不宜多。增重需要长期加强能量摄入以及科学合理的运动。

儿童增重食谱示范 01 （2300 千卡）

餐次	菜肴名称	主要食材	调味料
早餐	恰巴塔什锦包	恰巴塔面包 160 克，花生碎 10 克，虾仁 20 克，生菜 20 克，小西红柿 50 克，紫甘蓝 20 克，沙拉酱 10 克	
	煎蛋	鸡蛋 1 个，玉米油 3 克	
早加餐	牛奶杧果羹	牛奶 150 克，杧果 120 克	
午餐	藜麦米饭	大米 65 克，藜麦 35 克	
	奥尔良烤鸡翅	鸡翅中 70 克	全天 4 克盐
	小白菜粉条	小白菜 150 克，干粉条 20 克，玉米油 5 克	
午加餐	杂粮及水果	玉米 100 克，荔枝 100 克	
晚餐	二米饭	大米 40 克，小米 20 克	
	百叶卷	豆腐皮 30 克，肉末 30 克，洋葱 20 克，青椒 50 克	
	苦瓜虾仁	鸡蛋 20 克，苦瓜 100 克，虾仁 65 克，玉米油 5 克	

餐次	菜肴名称	主要食材	调味料
晚加餐	酸奶	酸奶 120 克	全天
	水果	蓝莓 50 克	4 克盐

儿童增重食谱示范 02（2300 千卡）

餐次	菜肴名称	主要食材	调味料
早餐	山药米饭	山药 30 克，大米 60 克	
	炒鸡蛋	鸡蛋 1 个，小葱 20 克，大豆油 3 克	
	蒜蓉粉丝木耳菜	木耳菜 100 克，干粉丝 20 克，大豆油 5 克	
早加餐	酸奶水果杯	酸奶 120 克，红提葡萄 100 克	
午餐	红薯糙米饭	红薯 30 克，糙米 30 克，粳米 60 克	
	煎牛排	牛排 70 克，黄油 5 克	全天
	西芹百合	西芹 100 克，鲜百合 50 克，干木耳 3 克，胡萝卜 15 克，橄榄油 5 克	4 克盐
午加餐	自制小饼、水果	香蕉饼（香蕉 60 克，面粉 30 克），沃柑 100 克	
晚餐	豆浆馒头	面粉 100 克，豆浆 60 克	
	煎金枪鱼	金枪鱼 70 克，黄油 5 克	
	炒三丁	鲜豌豆 100 克，大豆 15 克，胡萝卜 20 克，大豆油 5 克	
晚加餐	牛奶	鲜牛奶 150 克	
	坚果	核桃仁 10 克	

儿童增重食谱示范 03（2300 千卡）

餐次	菜肴名称	主要食材	调味料
早餐	葱油卷饼	面粉 80 克，鸡蛋 1 个，玉米油 3 克	
	牛奶	鲜牛奶 200 克	
早加餐	水果	杨梅 100 克	
午餐	酱油炒饭	大米 90 克，玉米油 3 克，酱油 3 克	全天
	煎黄花鱼	黄花鱼 70 克，大豆油 5 克	4 克盐
	蒜薹炒香干	蒜薹 100 克，香干 30 克，大豆油 5 克	
午加餐	花生酱面包片、水果	花生酱面包片（面包片 50 克，花生酱 5 克，干酪 15 克），水蜜桃 80 克	

餐次	菜肴名称	主要食材	调味料
晚餐	黑芝麻米饭	大米 70 克，黑芝麻 5 克	全天 4 克盐
	锅塌肉片	肉片 70 克，花生油 5 克	
	荷兰豆炒鲜藕	荷兰豆 80 克，鲜藕 40 克，口蘑 20 克，胡萝卜 20 克，花生油 5 克	
晚加餐	酸奶	酸奶 100 克	
	水果	山竹 100 克	

儿童增重食谱示范 04 （2300 千卡）

餐次	菜肴名称	主要食材	调味料
早餐	煎馒头	鸡蛋液 50 克，馒头片 160 克，黑芝麻 5 克，橄榄油 5 克	全天 4 克盐
	培根煎芦笋	培根 20 克，芦笋 100 克，橄榄油 5 克	
早加餐	酸奶	酸奶 100 克	
	水果	巨峰葡萄 100 克	
午餐	豌豆米饭	豌豆 30 克，大米 70 克，小米 20 克	
	东北锅包肉	肉片 50 克，大豆油 10 克	
	烧茄子	茄子 180 克，土豆 50 克，大豆油 5 克	
午加餐	水果	樱桃 100 克	
晚餐	百合枸杞米饭	干百合 15 克，枸杞 5 克，大米 70 克	
	葱油鲷鱼片	鲷鱼片 70 克，大豆油 5 克	
	海带芽拌油豆腐皮	鲜海带 100 克，油豆腐皮 30 克，亚麻籽油 3 克	
晚加餐	牛奶	鲜牛奶 200 克	
	水果	火龙果 100 克	

儿童增重食谱示范 05 （2300 千卡）

餐次	菜肴名称	主要食材	调味料
早餐	菌菇芝士船	面粉 100 克，口蘑 30 克，干酪 30 克，洋葱 20 克，西蓝花 30 克，大豆油 5 克	全天 4 克盐
早加餐	牛奶	鲜牛奶 200 克	
	水果	李子 150 克	

餐次	菜肴名称	主要食材	调味料
午餐	贝贝南瓜八宝饭	贝贝南瓜 50 克，大米 50 克，糯米 30 克，枸杞 10 克	
	豆角红烧肉	五花肉 50 克，豆角 150 克，花生油 3 克	
	干锅菜花	菜花 80 克，胡萝卜 15 克，彩椒 15 克，花生油 5 克	
午加餐	水果	木瓜 150 克	全天 4 克盐
晚餐	玉米焖饭	黄玉米 30 克，大米 80 克	
	双鲜乌塌菜	乌塌菜 100 克，扇贝肉 30 克，蛤蜊肉 30 克，橄榄油 5 克	
	韭黄炒鸡蛋	韭黄 80 克，鸡蛋 1 个，橄榄油 5 克	
晚加餐	酸奶	酸奶 100 克	
	坚果	板栗 60 克	

本食谱每天能量约 2300 千卡（可根据不同年龄段适当调整），食谱中主食有面包、葱油饼等高能量食物，比较容易获得充足的能量，适当调高了肉类、蛋类以及鱼虾的比例，减少了蔬菜和水果的摄入。在烹饪方式上选用煎、炸、烤等，可提供较大的能量，有助于增加体重。轻体重儿童可适当选择红薯、豌豆、牛油果、香蕉、坚果、全脂奶、干酪等有助于增加体重的高热量食物，家长也不用太担心能量摄入过多。

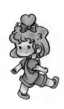

儿童贫血食谱示范

儿童缺铁性贫血或其他营养性贫血可以通过均衡饮食来预防。富含铁来源的食物包括瘦肉、动物肝脏、动物血等，如猪肝、鸭血、羊血、猪里脊、羊肉、牛腱、牛里脊等，这些食物中的铁大部分是血红素铁，血红素铁吸收率较稳定，不受干扰因素影响。维生素 C 含量高的蔬菜和水果对缺铁性贫血有帮助，可提高对铁的吸收。维生素 C 含量丰富的蔬菜有油菜、菜花、小白菜、芹菜、茼蒿等，维生素 C 含量高的水果有柑橘、猕猴桃、草莓等。因此，应多鼓励孩子吃富含维生素 C 的蔬果。另外，水果中的有机酸也可促进铁吸收。

儿童贫血食谱示范 01 (2100～2300千卡)

餐次	菜肴名称	主要食材	调味料
早餐	红豆卷	小麦粉 60 克，苦荞粉 30 克，红豆 25 克	
	水煮蛋	鸡蛋 1 个	
	豉油秋葵	秋葵 100 克，干木耳 5 克，大豆油 5 克	
	牛奶	鲜牛奶 100 克	
午餐	八宝米饭	大米 30 克，小米 20 克，藜麦 20 克，高粱米 10 克，黑花芸豆 10 克	全天 4 克盐
	红烧鸡块	鸡肉块 70 克，土豆 50 克，胡萝卜 30 克，玉米油 5 克	
	草菇炒青菜	菜心 170 克，草菇 60 克，玉米油 5 克	
	健脾祛湿薏米汤	薏米 10 克，冬瓜 30 克，山药 20 克，菠菜 50 克，大豆油 3 克	
午加餐	水果	鲜枣 200 克	

餐次	菜肴名称	主要食材	调味料
晚餐	双红米饭	紫米 30 克，红米 40 克	全天 4 克盐
	番茄炒丝瓜	西红柿 100 克，丝瓜 50 克，大豆油 5 克	
	家常豆腐虾仁	豆腐 70 克，虾仁 70 克，大豆油 5 克	
晚加餐	酸奶	酸奶 200 克	
	水果	蓝莓 100 克	
	坚果	核桃仁 10 克	

儿童贫血食谱示范 02 （2100 ~ 2300 千卡）

餐次	菜肴名称	主要食材	调味料
早餐	青椒肉丝面	手擀面（小麦粉 70 克，玉米面 30 克），肉丝 20 克，胡萝卜 20 克，乌塌菜 50 克	全天 4 克盐
	荷包蛋	鸡蛋 1 个	
	凉拌菠菜	菠菜 100 克，玉米油 3 克	
	酸奶	酸奶 100 克	
午餐	杂豆米饭	绿豆 15 克，鹰嘴豆 15 克，粳米 40 克，燕麦 30 克，豌豆 15 克	
	芦笋炒肉片	芦笋 80 克，瘦肉片 30 克，玉米油 5 克	
	韭菜薹炒黄豆芽	黄豆芽 80 克，胡萝卜 15 克，韭菜薹 30 克，干木耳 3 克，豆腐干 30 克，玉米油 5 克	
	竹荪汤	干竹荪 10 克，奶白菜 50 克，大豆油 2 克	
午加餐	水果	香蕉 200 克	
晚餐	玉米面窝窝头	玉米面 30 克，小麦粉 70 克	
	清蒸黄花鱼	黄花鱼 70 克，大豆油 3 克	
	锦绣四宝蔬	荷兰豆 100 克，山药 15 克，南瓜片 15 克，红彩椒 20 克，大豆油 5 克	
晚加餐	牛奶	鲜牛奶 200 克	
	水果	芦柑 100 克	

餐次	菜肴名称	主要食材	调味料
早餐	黑麦面包	黑麦 40 克，小麦面粉 60 克	
	香煎鲅鱼	鲅鱼肉 70 克，玉米油 3 克	
	田园时蔬沙拉	彩椒 20 克，圣女果 20 克，黑油菜 20 克，巴旦木 10 克，羽衣甘蓝 20 克，生菜 20 克	
	牛奶	鲜牛奶 150 克	
午餐	花生莲子饭	糙米 40 克，莲子 20 克，粳米 50 克	
	牛肉末烧茄子	牛肉 30 克，茄子 100 克，大豆油 5 克	
	西蓝花炒腐竹	干腐竹 20 克，西蓝花 100 克，藕片 30 克，大豆油 5 克	全天4 克盐
	菠菜猪肝汤	菠菜 50 克，猪肝 20 克，玉米油 3 克	
午加餐	水果	红提葡萄 200 克	
晚餐	红豆二米饭	紫米 40 克，小米 30 克，红豆 30 克	
	西红柿炒鸡蛋	西红柿 80 克，鸡蛋 50 克，葵花籽油 5 克	
	芥蓝百合炒鸡胸肉	芥蓝 100 克，鸡胸肉 20 克，山药 30 克，干百合 5 克，玉米油 5 克	
晚加餐	酸奶	酸奶 150 克	
	水果	杧果 100 克	

餐次	菜肴名称	主要食材	调味料
早餐	黑芝麻桂圆米饭	黑芝麻 5 克，桂圆肉 10 克，大米 75 克	
	鸡蛋炒木耳	鸡蛋 1 个，干木耳 5 克，玉米油 5 克	
	蒜泥红苋菜	苋菜 150 克，蒜 10 克，玉米油 3 克	
	豆浆	豆浆 150 克	
午餐	芸豆红薯米饭	芸豆 20 克，大米 70 克，红薯 50 克	
	煎羊排	羊排 50 克，玉米油 5 克	
	茼蒿炒蘑菇	茼蒿 100 克，胡萝卜 50 克，鸡腿菇 50 克，葵花籽油 5 克	全天4 克盐
	海带汤	海带 30 克，葵花籽油 2 克	
午加餐	水果	橙子 250 克	
晚餐	荞麦馒头	荞麦粉 50 克，小麦粉 50 克	
	鸭血豆腐	鸭血 20 克，北豆腐 50 克，大豆油 5 克	
	三色芹菜	芹菜 120 克，胡萝卜 20 克，干木耳 5 克，大豆油 3 克	

餐次	菜肴名称	主要食材	调味料
晚加餐	酸奶	酸奶 150 克	全天
	坚果	南瓜仁 10 克	4 克盐

儿童贫血食谱示范 05 （2100 ～ 2300 千卡）

餐次	菜肴名称	主要食材	调味料
早餐	百合藜麦饭	大米 60 克，藜麦 20 克，百合 15 克	
	肉末鸡蛋羹	鸡蛋 1 个，肉末 35 克，玉米油 2 克	
	清爽苦瓜	苦瓜 100 克，干木耳 5 克，枸杞 6 克	
	牛奶	鲜牛奶 120 克	
午餐	葡萄干二米饭	葡萄干 10 克，绿豆 20 克，大米 90 克	
	酱爆鸡肝	鸡肝 50 克，紫洋葱 20 克，彩椒 50 克，玉米油 5 克	全天
	炝炒红菜薹	红菜薹 100 克，黄彩椒 50 克，玉米油 5 克	4 克盐
	菌菇汤	口蘑 20 克，小油菜 20 克，大豆油 3 克	
午加餐	水果	葡萄柚 250 克	
晚餐	烤火勺	面粉 120 克	
	小白菜豆腐蛤蜊	小白菜 50 克，蛤蜊 70 克，豆腐 30 克、大豆油 5 克	
	番茄菜花	西红柿 50 克，菜花 60 克，大豆油 5 克	
晚加餐	酸奶	酸奶 120 克	
	水果	樱桃 100 克	

本食谱每天能量约 2200 千卡，适合 14 ～ 17 岁的孩子。不同学龄段儿童可参考适当增减。食谱中的食物种类多样，既可以保证营养全面，又能增强食欲。早餐有富含优质蛋白的食物和粗细搭配的主食，如牛奶、鸡蛋、黑麦等。优质的碳水化合物提供了充足的 B 族维生素，许多谷物和麦片制品中都添加了铁。午餐包括谷类、红肉、动物肝脏、蔬菜、豆制品等，可满足儿童的营养需求，同时也保证了铁的摄入。晚餐搭配足量的富含维生素 C 的蔬果。通过饮食可帮助儿童预防和调整贫血，家长应将富含铁的食物做成美味的菜肴给孩子食用，注意孩子的合理饮食，并坚持这种健康的饮食习惯，可较快改善孩子的贫血。

呵护儿童视力食谱示范

保护孩子的视力，缓解眼疲劳，除了注意户外运动、保持正确的读写姿势、远眺休息、睡眠充足外，也可通过合理的营养膳食来实现。对眼睛有益的营养素如维生素 A、维生素 E、叶黄素、花青素、β- 胡萝卜素以及锌、钙等都存在于天然有色食物中。

餐次	菜肴名称	主要食材	调味料
		呵护儿童视力食谱示范 01 （2200 千卡）	
早餐	紫薯紫米饼	面粉 50 克，紫薯 50 克，紫米 50 克	
	白玉菇苦瓜炒鸡蛋	白玉菇 30 克，苦瓜 80 克，鸡蛋 1 个，玉米油 5 克	
	酸奶	酸奶 100 克	
午餐	红豆二米饭	红米 50 克，粳米 50 克，红豆 20 克	
	彩椒牛柳	彩椒 100 克，牛柳 70 克，核桃油 5 克	
	蒜香紫苋菜	紫苋菜 100 克，干豆腐丝 25 克，葵花籽油 5 克	全天 4 克盐
午加餐	水果	火龙果 200 克	
晚餐	状元饺	面粉 100 克，虾仁 70 克，荠菜 100 克，花菇 35 克，玉米油 5 克	
	紫菜虾皮汤	干紫菜 3 克，虾皮 3 克，紫苏油 2 克	
晚加餐	牛奶	鲜牛奶 200 克	
	水果	西瓜 100 克	

呵护儿童视力食谱示范 02 （2200 千卡）

餐次	菜肴名称	主要食材	调味料
早餐	三明治	面包片 150 克，罗马生菜 80 克，西红柿 50 克，紫甘蓝 20 克，鸡蛋 1 个	
	牛奶	鲜牛奶 150 克	
午餐	红薯糙米饭	红薯 30 克，糙米 30 克，粳米 80 克	
	蒜薹炒鱿鱼	蒜薹 80 克，鱿鱼 75 克，玉米油 5 克	
	爆炒双花	菜花 60 克，西蓝花 80 克，干木耳 3 克，干银耳 5 克，玉米油 5 克	全天 4 克盐
午加餐	水果	荔枝 250 克	
晚餐	香软鹰嘴豆米饭	粳米 50 克，薏仁米 30 克，鹰嘴豆 20 克	
	牛心菜炒鸡肉	牛心菜 70 克，鸡肉片 70 克，葵花籽油 5 克	
	豌豆苗炒香干	豌豆苗 80 克，香干 25 克，玉米油 5 克	
晚加餐	酸奶	酸奶 150 克	
	水果	樱桃 100 克	

呵护儿童视力食谱示范 03 （2200 千卡）

餐次	菜肴名称	主要食材	调味料
早餐	意大利通心面	通心粉 80 克，牛肉末 20 克，西红柿 50 克，番茄酱 10 克，玉米油 5 克	
	炙烤柠香三文鱼沙拉	三文鱼 20 克，黄瓜 20 克，苦菊 30 克，南瓜仁 10 克，鹌鹑蛋 50 克，沙拉酱 10 克	
	酸奶	酸奶 120 克	
午餐	黑芝麻二米饭	玉米糁 50 克，大米 60 克，黑芝麻 5 克	
	蒜香蒸鱼片	冬笋 80 克，鱼片 50 克，玉米油 5 克	全天 4 克盐
	素炒菱瓜	菱瓜 80 克，胡萝卜 20 克，玉米油 5 克	
午加餐	水果	波罗蜜 200 克	
晚餐	鸡柳三蔬卷饼	洋葱 20 克，紫生菜 60 克，菠菜 40 克，鸡肉 40 克，沙拉酱 15 克，面粉 65 克	
	裙带菜豆腐汤	裙带菜 50 克，蘑菇 20 克，豆腐 70 克，玉米油 2 克	
晚加餐	牛奶	鲜牛奶 200 克	
	水果	哈密瓜 100 克	

呵护儿童视力食谱示范 04 （2200 千卡）

餐次	菜肴名称	主要食材	调味料
早餐	蒸玉米	黄玉米 300 克	全天4 克盐
	彩椒杏鲍菇鸡蛋丝	彩椒 100 克，杏鲍菇 60 克，鸡蛋饼丝 50 克，大豆油 5 克	
	牛奶	牛奶 200 克	
	坚果	杏仁 10 克	
午餐	小麦胚芽米饭	胚芽米 60 克，大米 60 克	
	熘肝尖	猪肝 50 克，青椒 60 克，洋葱 30 克，干木耳 3 克，玉米油 5 克	
	上汤菠菜	菠菜 100 克，草菇 15 克，胡萝卜 15 克，肉末 20 克，西红柿 20 克，紫苏油 5 克	
午加餐	水果	葡萄 200 克	
晚餐	燕麦米饭	燕麦片 30 克，大米 60 克	
	煎刀鱼	刀鱼 70 克，玉米油 5 克	
	干煸菜花	菜花 150 克，彩椒 30 克，葵花籽油 5 克	
晚加餐	酸奶	酸奶 100 克	
	水果	猕猴桃 150 克	

呵护儿童视力食谱示范 05 （2200 千卡）

餐次	菜肴名称	主要食材	调味料
早餐	小米烙	小米 25 克，大黄米 30 克，面粉 50 克	全天4 克盐
	果仁菠菜	核桃仁 10 克，菠菜 130 克，玉米油 3 克	
	酸奶	酸奶 150 克	
午餐	贝贝南瓜八宝饭	贝贝南瓜 80 克，大米 40 克，糯米 50 克，枸杞 10 克，葡萄干 10 克	
	芝麻嫩牛肉	牛肉 50 克，熟芝麻 5 克	
	芝麻酱淋芥蓝	芥蓝 120 克，芝麻酱 15 克	
午加餐	水果	鲜枣 150 克	
晚餐	紫薯米饭	紫薯 50 克，大米 80 克	
	油菜薹扇贝	油菜薹 100 克，扇贝 70 克，核桃油 5 克	
	蒜蓉豌豆尖	豌豆尖 120 克，胡萝卜 20 克，玉米油 5 克	
晚加餐	牛奶	鲜牛奶 150 克	
	水果	蓝莓 100 克	

本食谱多选用深绿色以及彩色蔬果，深绿色蔬菜富含叶黄素和玉米黄素，这两种营养素可以有效过滤紫外线和电子产品的蓝光，减轻蓝光带来的眼损伤。富含叶黄素的食材有韭菜、苋菜、南瓜、芹菜叶、菠菜、西蓝花、玉米等。紫红色蔬菜富含花青素、黄酮类物质，能够促进视网膜细胞中视紫质再生，消除眼睛疲劳，预防近视及视网膜剥离。富含花青素、黄酮类物质的食材有茄子、蓝莓、樱桃、紫米、紫甘蓝等。

鸡蛋是我们常吃的食物，要记住吃鸡蛋的时候蛋黄千万别丢弃。蛋黄营养全面，其富含的 B 族维生素可以为眼睛提供营养，还可以抵抗疲劳。

示范食谱中每天都搭配了富含 B 族维生素的食材，如蛋类、乳制品、全谷物、杂豆类等。食谱中的红肉、贝类海鲜、豆制品、坚果等富含维生素 E、锌和 DHA，是晶体的重要营养素，有助于减轻眼睛氧化损伤，预防眼睛干涩。

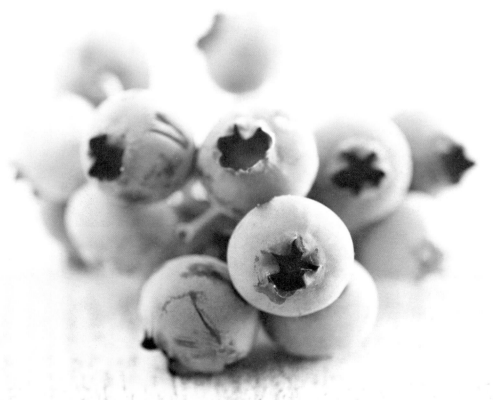

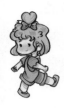

学生营养餐推荐菜肴

·海带炖豆腐·

原料：

老豆腐、海带、料酒、盐、鸡精。

制作方法：

① 老豆腐切菱形块，海带切菱形片备用。

② 锅中放适量水，放入豆腐块，开火，水开后淋入料酒，转小火焖煮 2 分钟，放海带焖煮 10 分钟，加盐、鸡精调味即可出锅装盘。

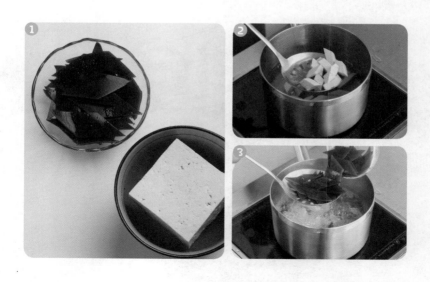

营养点评：

　　大豆蛋白属于优质蛋白质，它是可以与动物性蛋白质媲美的植物性蛋白质，被誉为"地里长出的植物肉"。大豆还富含钙质，在制作成豆腐、豆腐干等大豆制品的过程中因为凝固剂的使用额外增加了钙，因此大豆制品也是儿童三大优质高钙食物来源之一。海带富含碘，碘对于儿童生长发育格外重要，因此每周应额外安排一些海带、裙带菜等富含碘的食材摄入。

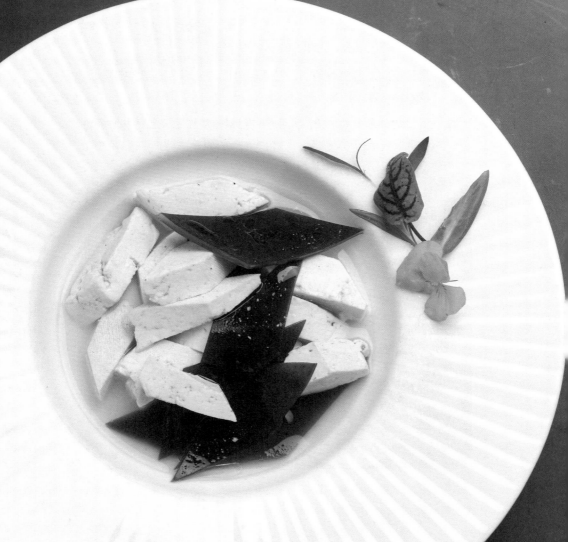

· 蒸扇贝娃娃菜 ·

原料：

娃娃菜、扇贝、蒜蓉、大葱、红椒、葵花籽油、蚝油、料酒、盐。

制作方法：

① 娃娃菜洗净，纵向切开摆入盘中，扇贝洗净后去壳和内脏，取肉，大蒜压成蓉，大葱、红椒切丝，备用。

② 扇贝肉加入蒜蓉、蚝油、料酒拌匀，均匀地平铺在娃娃菜上，放入锅中大火蒸8分钟，出锅。

③ 倒掉盘中多余的水分，大葱丝、红椒丝放在扇贝上，淋上烧热的葵花籽油即可。

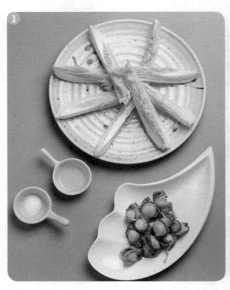
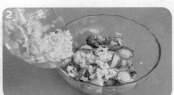
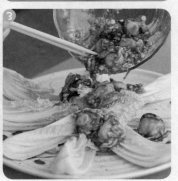

营养点评：

　　娃娃菜在营养方面与大白菜相近，富含膳食纤维、钾和维生素 C 等营养素。娃娃菜口感比大白菜更鲜嫩清甜，儿童也相对更爱吃一些。扇贝发达的闭壳肌是我们最喜欢吃的部分，不仅含有丰富的钙、磷、锌、铁等有益儿童所需的营养素，其 DHA 和 EPA 的含量也比较丰富。另外，扇贝绵软、弹牙的口感搭配蒜蓉与娃娃菜一起蒸制，是广受儿童喜爱的经典菜品。

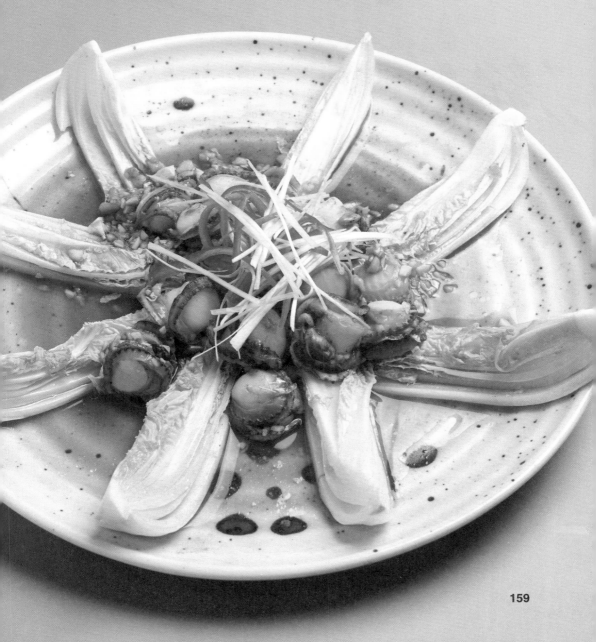

· 双色萝卜炖羊排 ·

原料：

羊肉、胡萝卜、绿萝卜、大葱、姜片、花生油、干花椒、盐。

制作方法：

① 羊肉洗净切块，绿萝卜、胡萝卜切块焯水，备用。

② 热锅下油，放入大葱、姜片、干花椒煸炒出香味，放入羊肉煸炒至微微上色，加入足量热水，大火烧开，加盖炖煮30分钟，再加入绿萝卜、胡萝卜，转小火炖20分钟。

③ 加入盐调味，装盘即可。

营养点评：

羊肉肉质细嫩，富含优质蛋白，其铁元素含量也较高，人体容易吸收，对防治和纠正儿童及青少年缺铁性贫血很有效果。绿萝卜和胡萝卜是营养价值很高的蔬菜，胡萝卜富含β-胡萝卜素，可在体内转化成维生素A，维生素A具有促进机体正常生长与繁殖、维持上皮组织细胞的健康、防止呼吸道感染、保持视力正常、缓解眼睛干涩症状等作用。

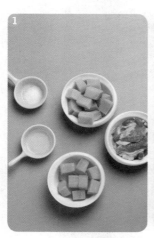 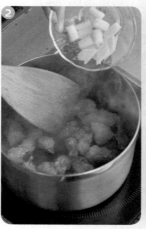 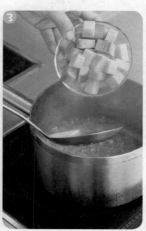

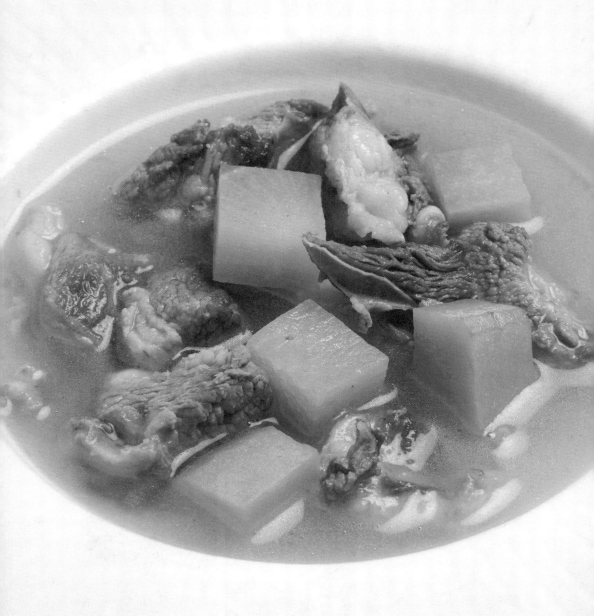

· 番茄肉酱意面 ·

原料:

意大利面、猪肉、番茄、洋葱、大蒜、番茄酱、黄油、盐、芝士粉。

制作方法:

① 意大利面煮软过凉，沥干水分备用，番茄、洋葱切粒，猪肉、大蒜剁成末，备用。

② 热锅放黄油，放肉末炒至变色，放蒜末、洋葱粒炒香，再加入番茄酱，炒出红汁后加热水熬煮 20 分钟，待猪肉熬至软烂成酱，加入番茄丁继续熬煮 10 分钟，放少量盐调味。

③ 放入意面煮至收汁即可出锅装盘，撒上芝士粉点缀即可。

营养点评:

当番茄的酸甜与肉酱的浓香融合，两种食材碰撞出奇妙的口感，满满的番茄肉酱包裹着筋道的意面，孩子们必定吃光。番茄具有特别的风味，无论是制成番茄酱还是番茄沙司，都保留了番茄本身的口味。番茄是番茄红素的良好来源，番茄红素具有较强的抗氧化作用，有助于清除体内自由基。番茄肉酱意面是非常经典的一道主食，孩子们超喜欢！

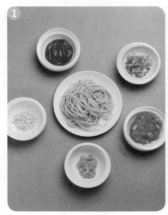
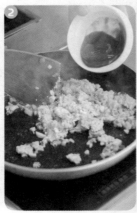
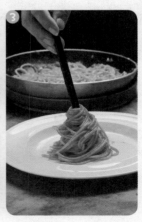

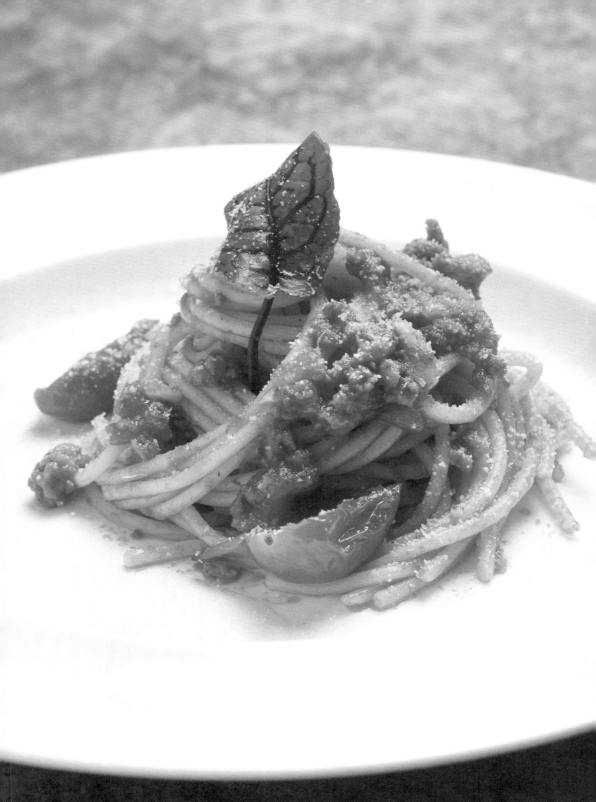

· 京酱肉丝 ·

原料：

猪里脊、豆腐皮、大葱、姜、大蒜、蛋清、葵花籽油、甜面酱、老抽、生抽、白砂糖、料酒、胡椒粉、淀粉、盐。

制作方法：

① 猪里脊洗净切丝，加料酒、盐、胡椒粉、蛋清、淀粉，顺时针搅拌上浆，豆腐皮切小方块，大葱切丝，姜、大蒜切末，备用。

② 热锅下油，猪里脊炒熟备用。另起锅，爆香姜末、蒜末，放入老抽、生抽、甜面酱、白砂糖调成酱汁，放入炒好的肉丝翻炒均匀即可起锅装盘。

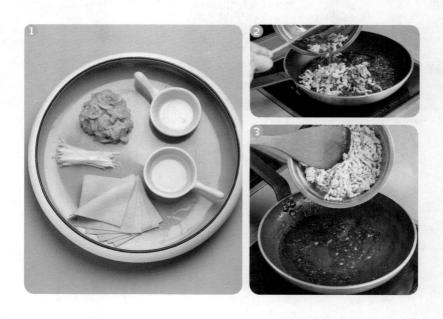

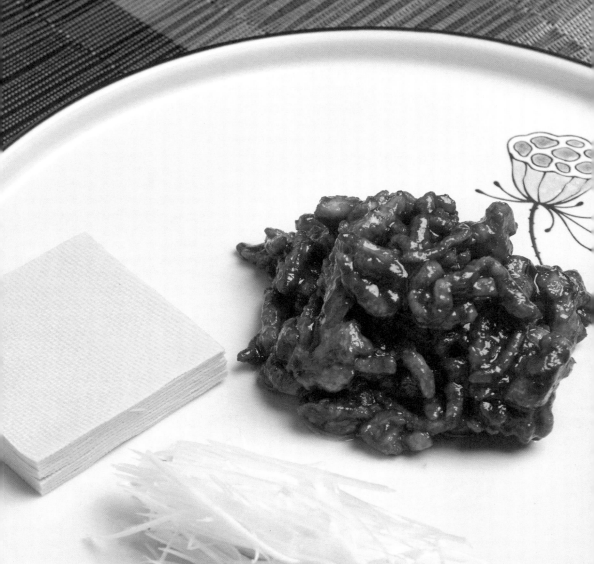

营养点评

京酱肉丝咸甜适中，酱香浓郁，风味独特，是一道知名度很高的京味经典菜肴。猪里脊因脂肪含量相对较少，富含优质蛋白、矿物质、维生素等，其营养价值较高。豆腐皮水分比豆腐更少，因此其蛋白质、钙等营养素含量更高。另外，京酱肉丝中的猪瘦肉与豆腐皮一起搭配，还起到了蛋白质互补的作用。

建议给学龄儿童烹饪这道菜时猪里脊肉用蛋清、淀粉均匀包裹后在油锅中迅速滑炒，并适当减少甜面酱与白砂糖的用量，以适合儿童清淡口味为宜。

· 芦笋炒姬松茸 ·

原料：

芦笋、姬松茸、蒜蓉、玉米油、盐、水淀粉。

制作方法：

① 芦笋洗净切段，姬松茸切片，分别焯水，备用。

② 热锅入油爆香蒜蓉，放入芦笋、姬松茸、盐翻炒均匀，加水淀粉勾芡即可。

营养点评：

芦笋的营养价值较高，维生素 C 含量约为 45 毫克 /100 克，β- 胡萝卜素含量为 17 毫克 /100 克，钾含量为 213 毫克 /100 克。姬松茸属于栽培方式的菌菇，其 B 族维生素和钾含量比较丰富，膳食纤维含量也很突出。姬松茸菌盖嫩，菌柄脆，口味鲜香，具有杏仁的香味，与质地鲜嫩可口的芦笋搭配，风味鲜美。

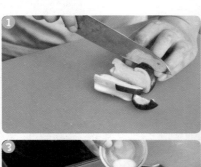

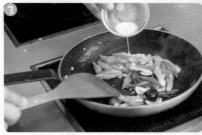

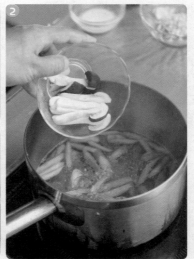

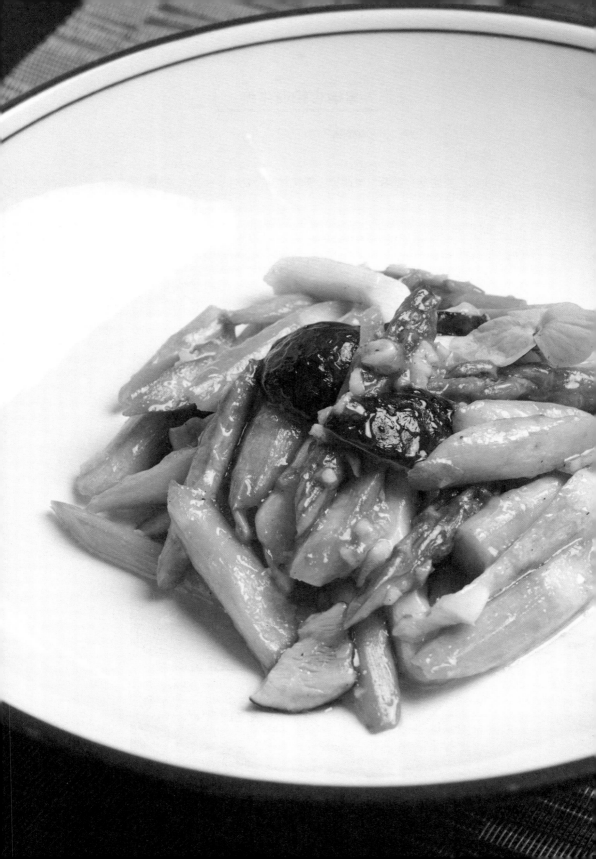

· 黑椒杏鲍菇牛柳 ·

原料：

牛肉、杏鲍菇、蒜蓉、黑胡椒、葵花籽油、蚝油、生抽、淀粉。

制作方法：

① 牛肉切长条，放入黑胡椒、蚝油、生抽、淀粉抓拌均匀，腌渍
备用，杏鲍菇切条备用。

② 热锅入油，牛柳滑油，断生后捞出，沥油备用。杏鲍菇炸至表
面金黄，捞出备用。

③ 另起锅，爆香蒜蓉，放入牛柳、杏鲍菇、黑胡椒翻炒片刻加生
抽调味，装盘即可。

营养点评：

牛柳即牛里脊，是牛脊柱骨内侧的条状嫩肉，其蛋白质含量高，脂肪少，
水分多，不仅营养价值高，口感也非常嫩。牛柳的蛋白质、维生素 A、B 族维
生素、锌、血红素铁含量均高于猪肉。牛柳作为一款营养与美味兼得的食材，
非常适合处于生长发育期的儿童青少年食用。

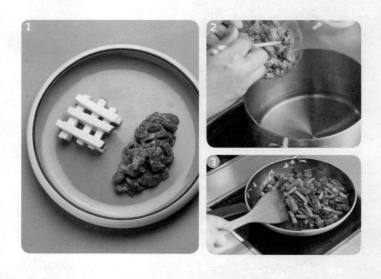

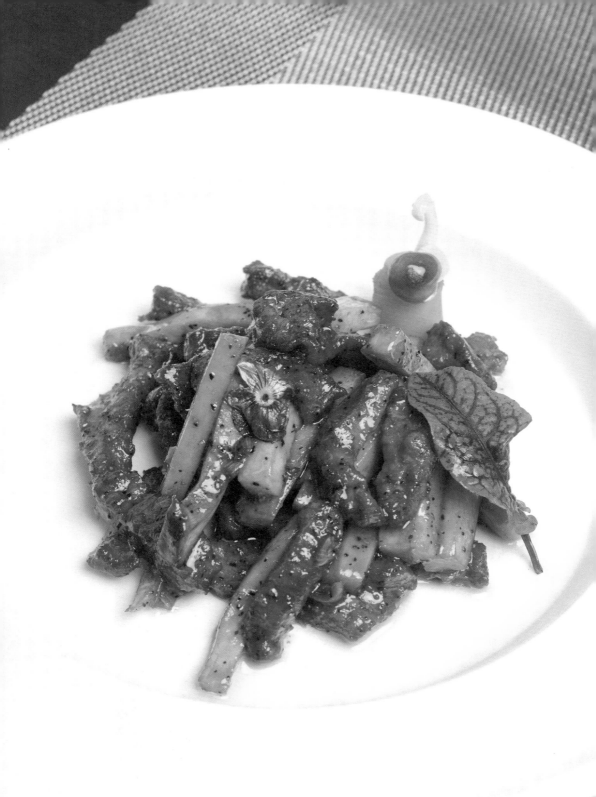

·清炒营养时蔬·

原料:

虾仁、胡萝卜、青笋、黄瓜、腰果、葵花籽油、蒜、盐、鸡精。

制作方法:

① 虾仁去虾线洗净后焯水备用。胡萝卜、青笋切菱形片焯水备用。黄瓜切菱形片,大蒜切末,备用。

② 热锅入油,放蒜末爆香,放入虾仁、胡萝卜、青笋、黄瓜、腰果翻炒2分钟,加盐、鸡精调味即可。

营养点评:

虾仁富含蛋白质和多种矿物质,每100克虾仁中大约含有16.8克蛋白质和0.6克脂肪,是一款高蛋白、低脂肪的食材。这道菜中同时选用了多款时蔬(蔬菜可根据孩子的喜好进行调整),真正做到了荤素搭配,营养也更全面。而且这道菜色泽美观,一定会受到孩子们的喜爱。

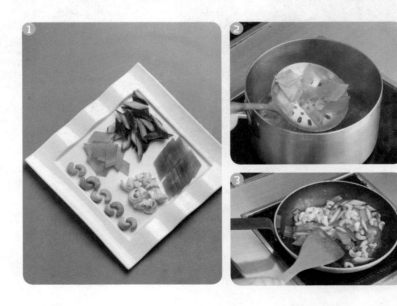

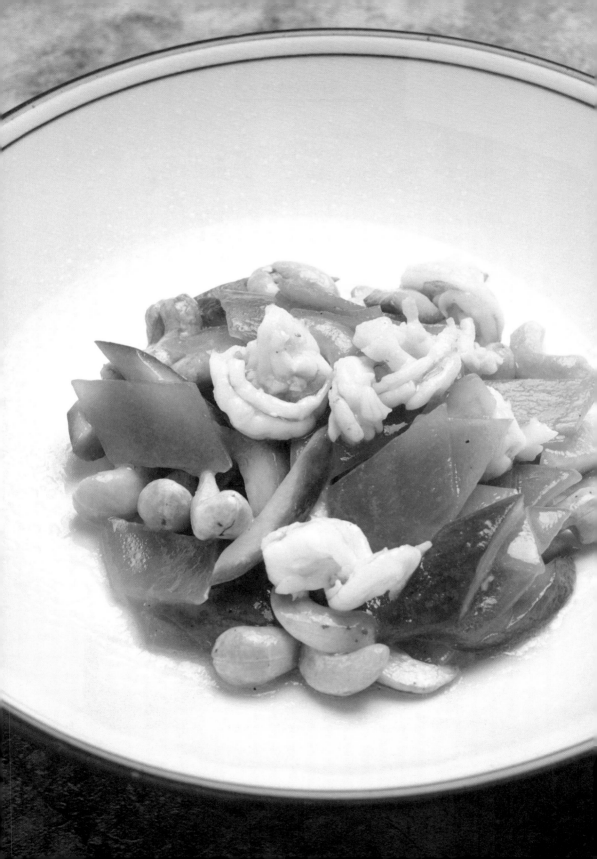

· 西芹炒鱿鱼 ·

原料：

鱿鱼、西芹、洋葱、菜籽油、蒜蓉、料酒、盐、胡椒粉。

制作方法：

① 鱿鱼洗净，在其内侧用麦穗刀法切花刀，焯水，备用。西芹、洋葱切段备用。

② 热锅入油爆香蒜蓉，放洋葱、西芹、鱿鱼翻炒 2 分钟，加料酒、盐、胡椒粉调味，翻炒均匀即可。

营养点评：

鱿鱼营养丰富，属于高蛋白、低脂肪的食物。每 100 克新鲜鱿鱼的蛋白质含量约为 17.4 克，脂肪含量约为 1.6 克，钙、镁、磷、铁、锌的含量也相对较高。西芹富含膳食纤维、维生素 C、胡萝卜素、钾和黄酮类物质，口感上相对更细嫩一些。

鱿鱼的烹饪方法很多，可煎炸、烧烤、爆炒。西芹炒鱿鱼属于爆炒，要注意火候恰当。有些家长在烹制鱿鱼时会去掉鱿鱼表皮，其实鱿鱼皮中的不饱和脂肪酸 DHA 含量很高，维生素 E 和维生素 C 的含量也很可观。因此，烹制鱿鱼时应尽量保留表皮。

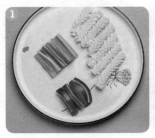 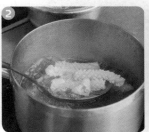 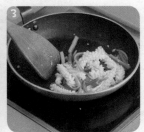

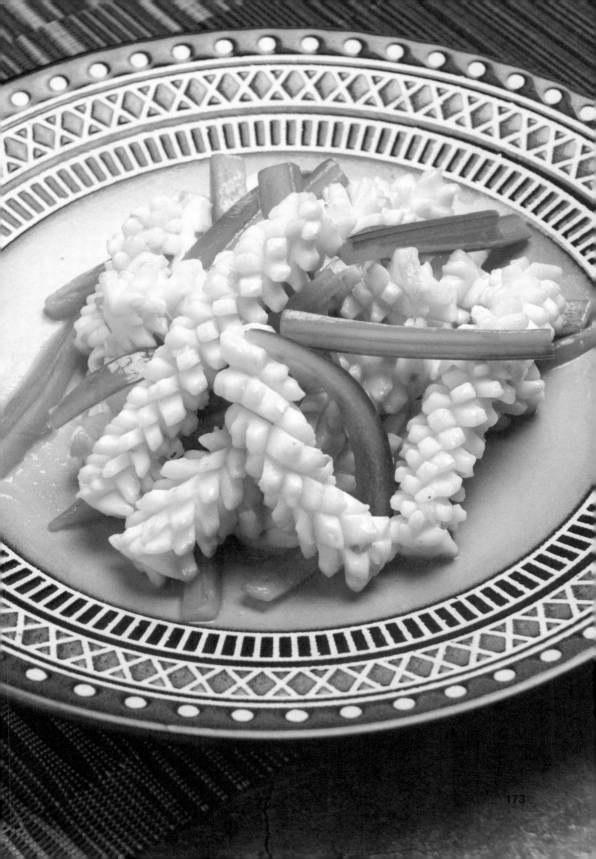

• 丝瓜酿鲜虾 •

原料:

海虾、丝瓜、盐、鸡精、料酒、胡椒粉。

制作方法:

① 海虾去壳留虾尾最后一个关节,其他肉去虾线,剁碎,放入盐搅打成虾胶,加鸡精、料酒、胡椒粉调味,备用。丝瓜去皮切成段,中间掏空,备用。

② 将虾胶酿入丝瓜中,插入虾尾,放入锅中大火蒸 8 分钟即可。

营养点评:

丝瓜是夏天常见的蔬菜,它富含膳食纤维、维生素 C、钙、磷及核黄素。虾仁富含优质蛋白、钙、钾、硒等营养素,其营养价值是水产品中的佼佼者。丝瓜清淡可口,与虾仁的咸鲜口味搭配在一起口感更丰富,营养也互补。在做这道菜时,丝瓜切段后先用盐水泡一会儿,这样既能避免丝瓜氧化变色,又能保证丝瓜脆嫩的口感。

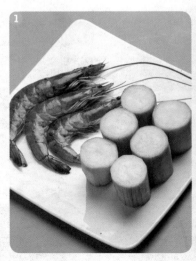
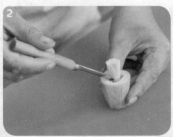
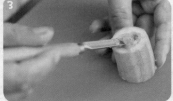

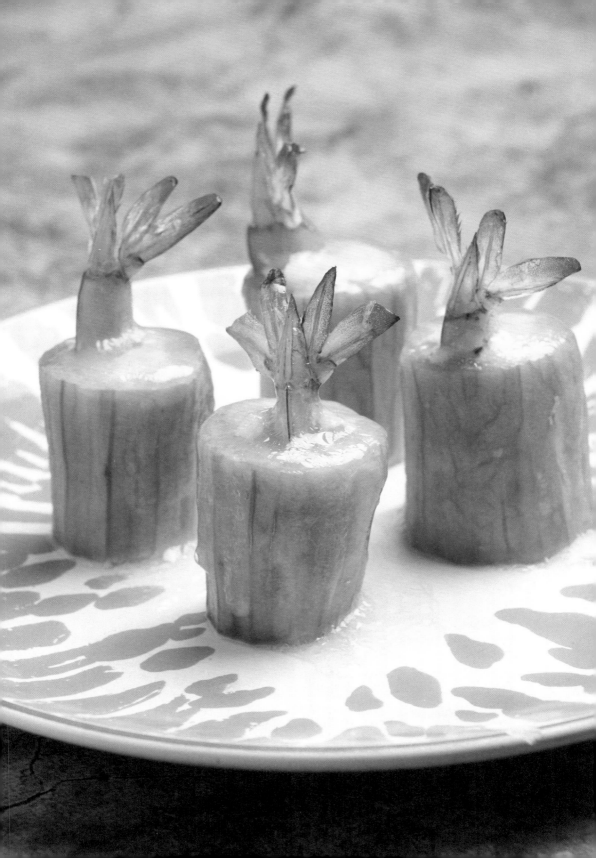

· 营养双花 ·

原料:

菜花、西蓝花、胡萝卜、蒜蓉、植物油、盐、淀粉。

制作方法:

① 锅中放入适量的水,加盐,淋入少量的食用油,水开后放入西蓝花、菜花、胡萝卜片焯 2 分钟,捞出沥干水分。

② 另起锅,倒油放蒜蓉炒香,加入西蓝花、菜花、胡萝卜煸炒,加盐调味,淋入湿淀粉勾芡,出锅装盘即可。

营养点评:

西蓝花和菜花属于营养价值较高的蔬菜。西蓝花含有胡萝卜素、叶黄素、玉米黄素、类黄酮等植物化学物质,其中 β-胡萝卜素的含量每 100 克高达约 7.2 毫克,维生素 C 的含量每 100 克也高达约 51 毫克,属于蔬菜中的佼佼者。

一般来讲,深色蔬菜比浅色蔬菜营养丰富,但菜花是个例外,每 100 克菜花中大约含维生素 C60 毫克、钾 200 毫克、膳食纤维 1.2 克,这些数值都是蔬菜中的佼佼者。

菜花与西蓝花花朵部位的嫩茎,烹炒后软烂可口,粗茎部位去除表皮后质地也非常细嫩,味甘鲜美,易消化吸收,非常适合儿童青少年食用。

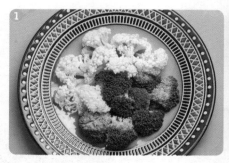 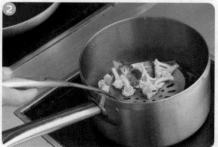

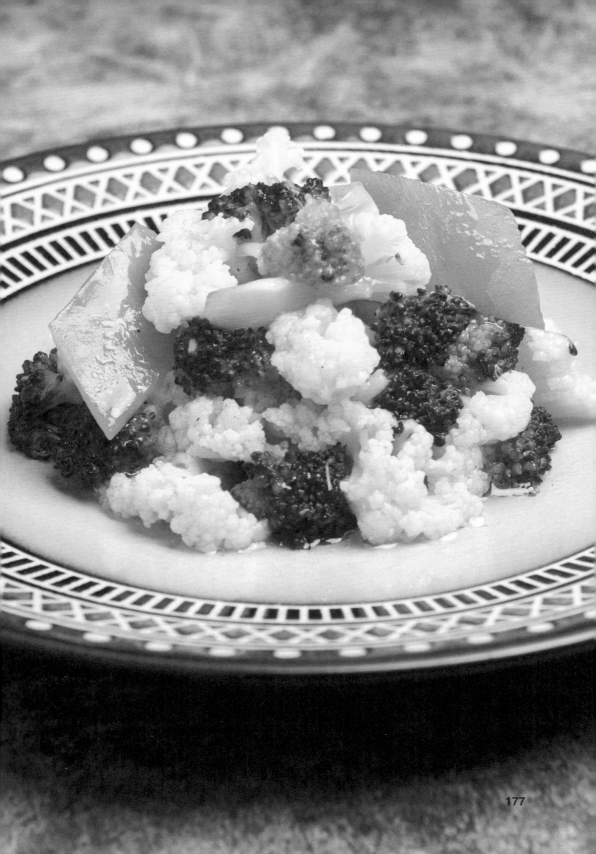

• 锅塌豆腐 •

原料：

北豆腐、鸡蛋、青椒、红椒、葱、姜，生抽、植物油、面粉、盐、料酒、胡椒粉。

制作方法：

① 豆腐切片，青椒和红椒切菱形片，备用。

② 鸡蛋搅打均匀，葱、姜一半切末，一半切丝，备用。

③ 豆腐用葱丝、姜丝、料酒、盐腌渍一下，一块块拍面粉、蘸鸡蛋液，放入锅中煎至两面金黄。用料酒、适量的水、盐、胡椒粉、生抽调成调味汁，备用。

④ 另起锅入油，放入葱末、姜末炒香，将煎好的豆腐放入锅中，倒入调味汁，用小火焖5分钟，调大火收汁，加入青红椒片翻炒片刻即可出锅。

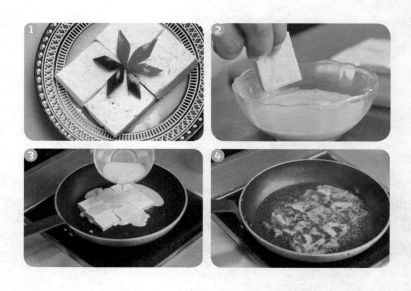

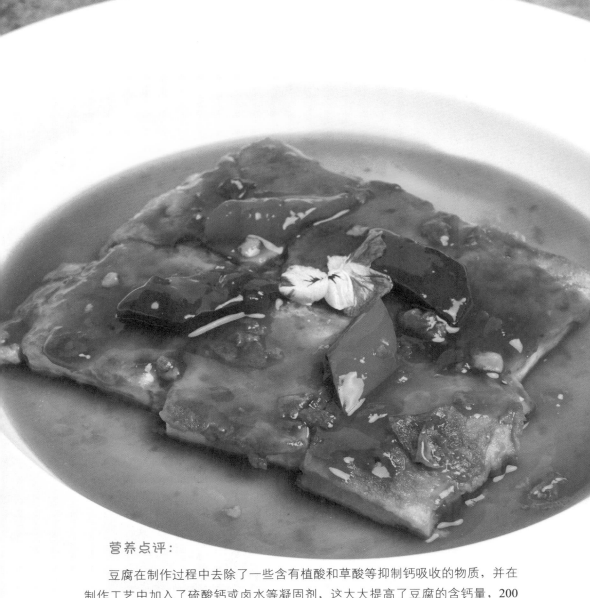

营养点评：

　　豆腐在制作过程中去除了一些含有植酸和草酸等抑制钙吸收的物质，并在制作工艺中加入了硫酸钙或卤水等凝固剂，这大大提高了豆腐的含钙量，200克豆腐所含钙大致与300毫升牛奶相当。而且豆腐的消化率可达95%左右。《中国学龄儿童膳食指南（2022）》建议每周吃大豆105克，以补充优质植物蛋白、不饱和脂肪酸等有益健康的成分。

· 番茄牛腩 ·

原料：

西红柿、牛腩、土豆、葱、姜、花生油、盐、胡椒粉、料酒、白糖。

制作方法：

① 牛腩、西红柿切块，土豆去皮切滚刀块，备用。

② 牛腩凉水下锅，加料酒、葱、姜焯水，捞出备用。

③ 热锅入油，将牛腩煸炒出焦褐色，加入葱、姜炒香，加一半西红柿煸炒软烂后加入足量的热水，开锅后加盐、胡椒粉、白糖调味，焖煮 40 分钟。

④ 加入土豆和剩余的西红柿继续炖煮，待土豆、牛肉软烂后收汁，出锅装盘即可。

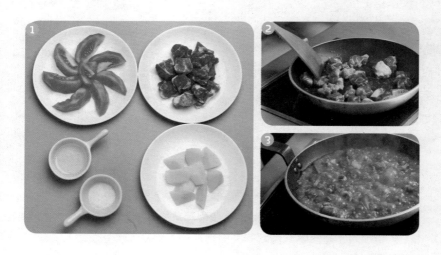

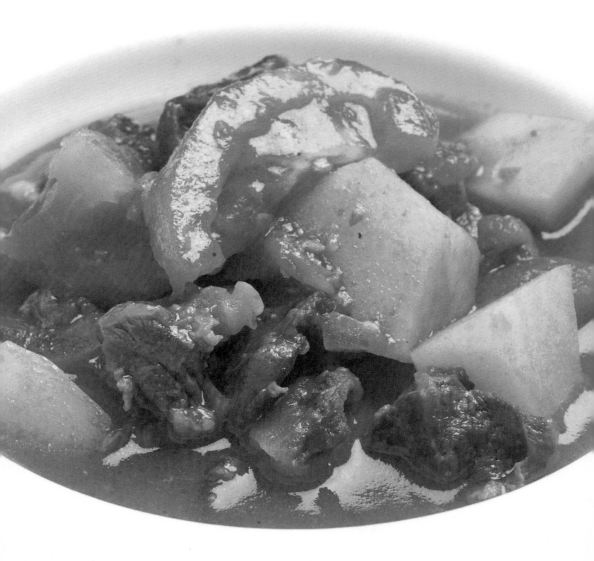

营养点评：

　　牛肉营养丰富，脂肪含量少，蛋白质含量多，钙、铁等营养素含量极其丰富，非常适合学龄儿童食用。番茄和牛腩搭配，汤汁浓郁，开胃下饭。

· 五香烤鲅鱼 ·

原料：

鲅鱼、葱、姜、五香粉、盐、酱油、料酒。

制作方法：

① 鲅鱼洗净切块，加适量料酒、葱、姜腌渍去腥，再加酱油、五香粉调味腌渍 20 分钟。

② 放入烤箱 200℃ 烘烤 10 分钟即可。

营养点评：

鲅鱼肉多刺少，肉质细嫩，味道鲜美，营养丰富。每 100 克新鲜的鲅鱼肉约含 20 克蛋白质和 2.5 克脂肪。鲅鱼不仅含有高蛋白，还富含 DHA、维生素 A、钙、钾、硒等营养素，有助于改善视力、提高记忆力。鲅鱼可采用干烧、炖、焖、红烧等做法，这里用烤制的方法，主要考虑易操作，也较符合学龄儿童的口味。

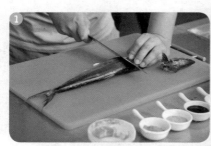
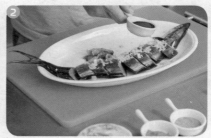
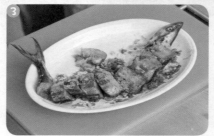

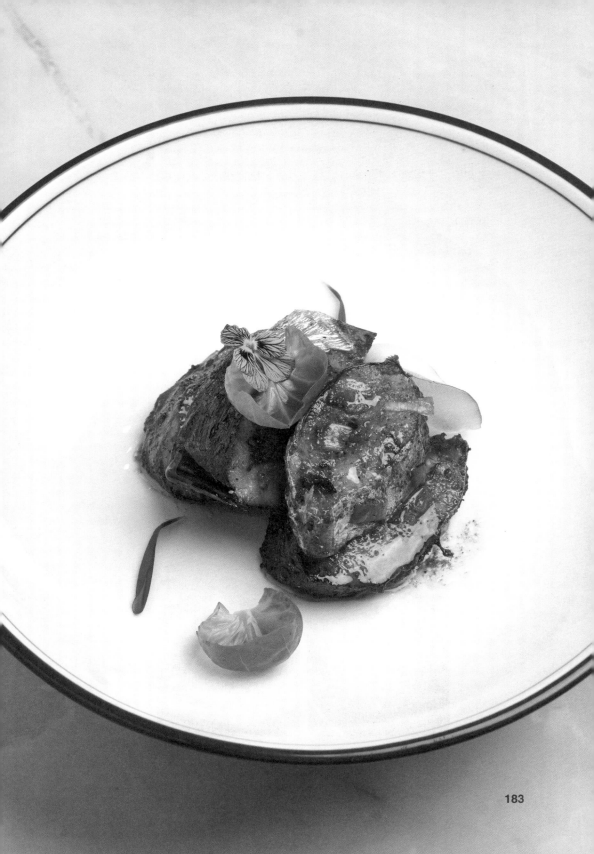

· 煎三文鱼 ·

原料:

三文鱼、手指萝卜、青椒、红椒、芦笋、植物油、盐、胡椒粉、黄油。

制作方法:

① 用厨房纸吸干三文鱼表面的水分。

② 热锅入油,将三文鱼鱼皮面朝下,放入锅中煎制片刻,盖上锅盖,再用小火慢煎 5 分钟左右。

③ 锅中放少量清水,加盐、胡椒粉、黄油调味,将手指萝卜、青椒、红椒、芦笋倒入锅中煮熟。

④ 锅中水分收干后将蔬菜和煎好的三文鱼装盘即可。

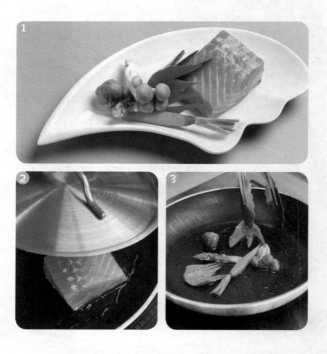

　　三文鱼肉质细嫩鲜美，口感爽滑鲜香。三文鱼具有较高的营养价值，每100克三文鱼可以满足儿童一餐的蛋白质需要量，而且提供的都是人体易于吸收的优质蛋白质。三文鱼富含 DHA 和 EPA，每 100 克鱼肉大约提供 1.8 克 EPA 和 DHA。三文鱼中的虾青素赋予其诱人的色泽，虾青素是一种类胡萝卜素，是促进眼睛健康和保持视力所必需的营养素。同时三文鱼还是维生素 D 的重要来源。因此，三文鱼是一款非常优秀的"高营养素密度"食物。

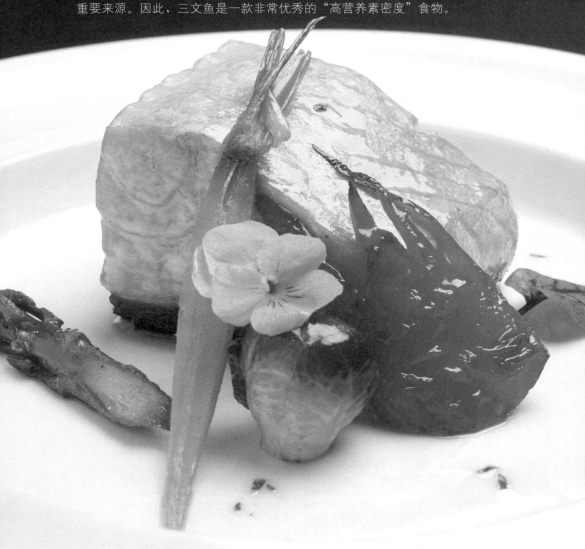

· 自制汉堡 ·

原料：

汉堡坯、鲜鸡胸肉、生菜、西红柿、盐、黑胡椒、植物油、沙拉酱。

制作方法：

① 先将鸡胸肉切大片，加适量的盐、黑胡椒腌渍 20 分钟。西红柿切片，备用。

② 加少量油锁住鸡胸肉的水分。热锅入油，将鸡胸肉放入锅中两面煎至金黄即可。

③ 将洗净的生菜、西红柿，以及煎好的鸡胸肉一层一层放入汉堡坯中，淋上适量沙拉酱即可。汉堡坯提前在烤箱中烤一会儿味道更好。

营养点评：

腌渍好的鸡胸肉鲜嫩多汁，滋味十足，搭配新鲜的生菜、西红柿等蔬菜，不仅美味，而且健康。沙拉酱主要的成分是烹调油，能量极高，因此注意在制作汉堡时应尽量少放或不放沙拉酱。

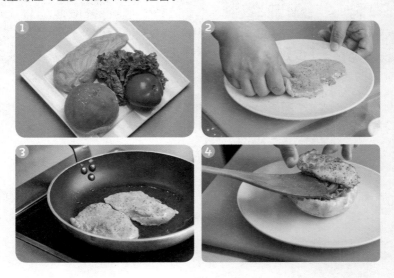

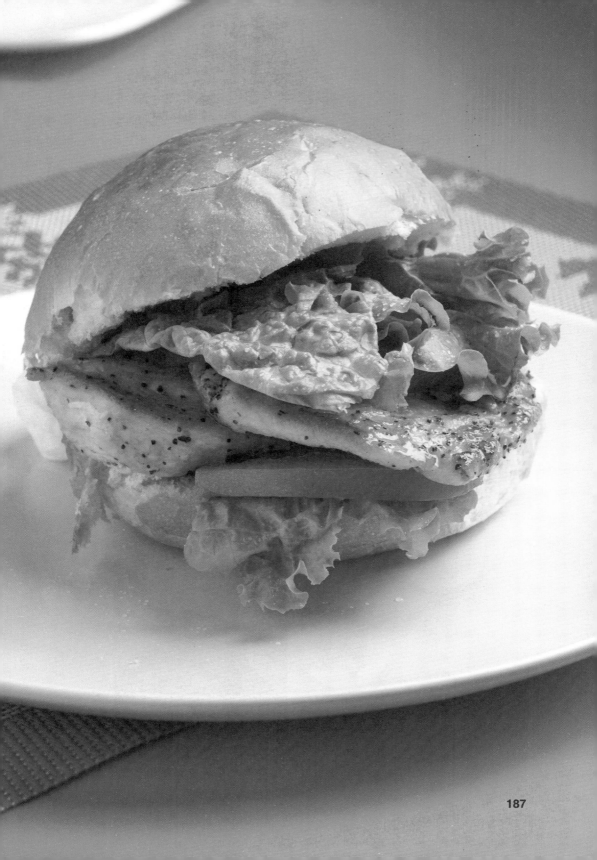

· 杏鲍菇三文鱼 ·

原料：

三文鱼、杏鲍菇、青椒、红椒、盐、植物油。

制作方法：

①　三文鱼、杏鲍菇切丁，备用。

②　起锅加水烧开，放入三文鱼，加少许盐，煮至八分熟，取出。

③　热锅入油，放入杏鲍菇翻炒至熟，再加入三文鱼、青椒、红椒翻炒 2 分钟，加少许盐调味即可出锅。

营养点评：

三文鱼是典型的富脂鱼类，脂肪中含有丰富的 Omega-3 型脂肪酸，对视力和神经系统有益。杏鲍菇质地脆嫩，菌柄组织致密、结实，口感脆滑爽口，深得人们的喜爱。三文鱼搭配杏鲍菇，可谓营养和口感兼得。

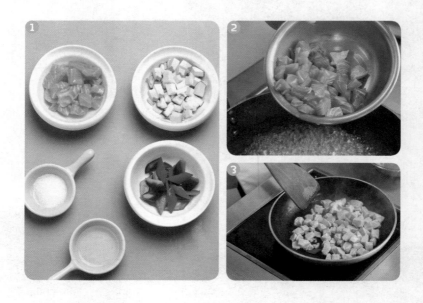

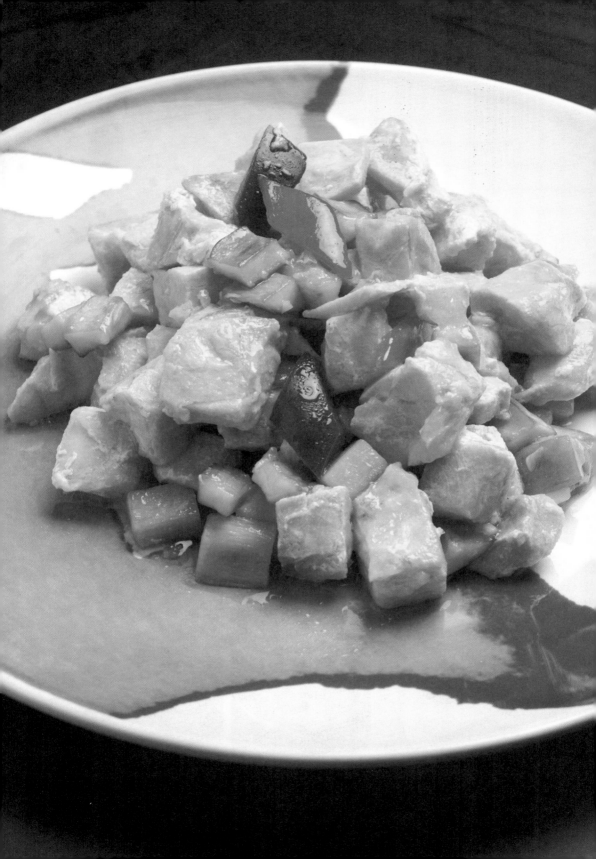

· 葱油时蔬 ·

原料:

秋葵、荷兰豆、木耳、紫甘蓝、红椒、葱、植物油、盐、酱油。

制作方法:

① 秋葵切段,荷兰豆去头去尾,木耳泡发后切丝,紫甘蓝洗净切段,葱、红椒切丝,备用。

② 锅中加适量的水烧开,加适量的盐和油,将准备好的秋葵、荷兰豆、木耳、紫甘蓝倒入锅中煮熟,捞出,备用。

③ 将红椒丝、葱丝放至煮好的菜面上,菜上淋适量酱油,再将油烧热后淋到葱丝上即可。

营养点评:

秋葵含有丰富的胡萝卜素;木耳含有大量的铁、钙、磷、胡萝卜素等;荷兰豆含铁丰富;紫甘蓝中除了含有维生素 C、膳食纤维等常见营养素,还会提供花青素等植物化合物,经常食用对人体健康大有好处。《中国居民膳食指南(2022)》推荐每天至少吃 500 克蔬菜,且摄入各色蔬菜才营养均衡。多种时蔬搭配不仅营养丰富,且颜色漂亮会增加孩子的食欲。

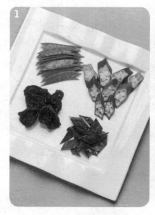
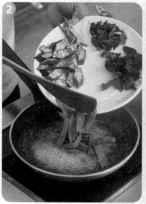
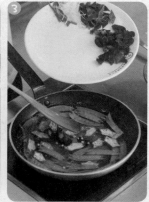

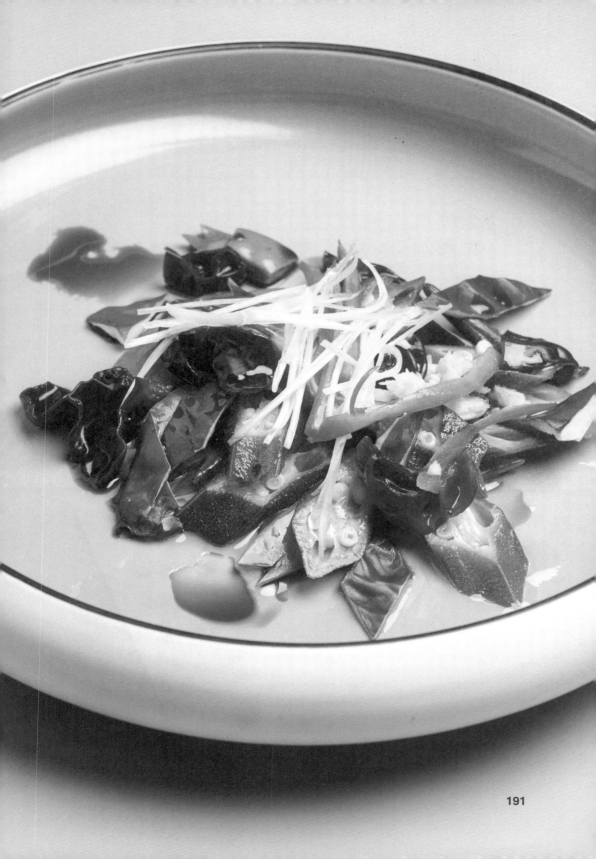

· 红烧鸡翅中 ·

原料:

鸡翅中、葱、姜、蒜、冰糖、八角、料酒、蚝油、生抽、老抽、植物油。

制作方法:

① 葱切小段,姜、蒜切块,备用。鸡翅中清洗干净用刀划开,加入料酒、葱、姜腌渍 15 分钟。

② 热锅入少量油,将鸡翅中两面煎至金黄色。

③ 另起锅入油,放入冰糖熬制糖色,加入鸡翅中翻炒上色,加入葱、姜、蒜、八角翻炒均匀,加入适量热水、蚝油、生抽、老抽,用中火焖煮 20 分钟左右。

④ 开大火收汁,出锅装盘即可。

营养点评:

鸡肉蛋白质含量与畜肉相当,但脂肪含量较畜肉低,且肉质细嫩,易消化吸收,营养价值比畜肉高。鸡翅是儿童比较喜欢的食材,因其本身含有脂肪,所以制作时只需放少量油煎制即可,这样也可以减少一些烹调油的使用。

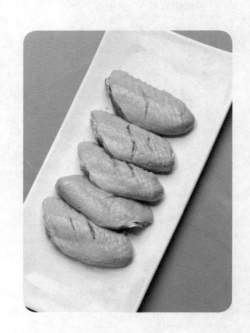

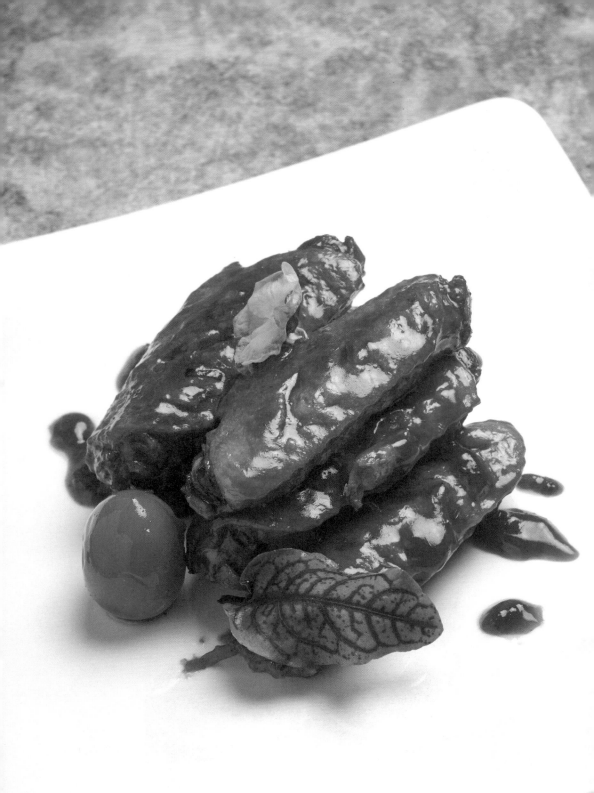

· 菜心炒双耳 ·

原料：

菜心、黑木耳、银耳、蒜、植物油、盐、鸡精、水淀粉。

制作方法：

① 黑木耳、银耳泡发后洗净，菜心切段，备用。

② 起锅烧水，加适量盐和油，倒入菜心、黑木耳、银耳焯水备用。

③ 热锅入油，蒜末爆香，倒入焯好的菜心、黑木耳、银耳翻炒片刻，加入盐、鸡精调味，淋入水淀粉即可出锅。

营养点评：

菜心属于十字花科绿叶蔬菜，其维生素 C、β- 胡萝卜素、钾、钙等营养素含量均在蔬菜中名列前茅。木耳含有丰富的 B 族维生素、铁、膳食纤维和木耳多糖，营养价值很高。银耳作为常见的菌类食材，营养也非常丰富。菜心与木耳、银耳搭配食用，清淡爽口。

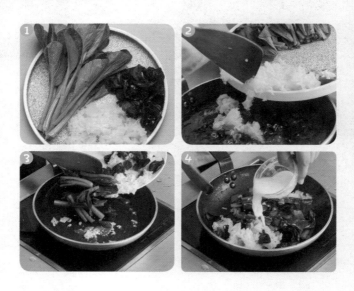

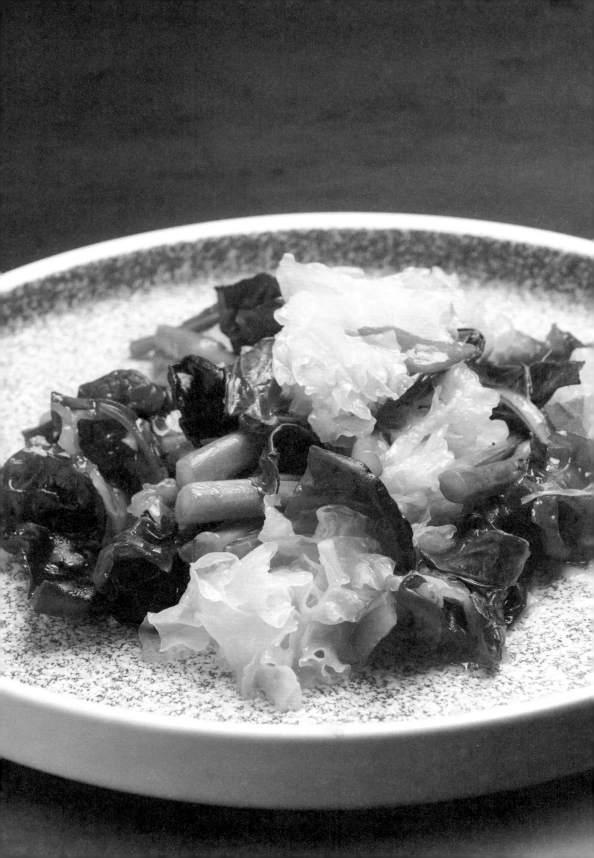

· 金汤鱼片 ·

原料：

黑鱼片、豆腐皮、黄豆芽、蒜蓉、姜蓉、葱花、鸡蛋、黄灯笼酱、浓缩鸡汁、盐、鸡精、料酒、淀粉、胡椒粉、植物油、花椒。

制作方法：

① 鱼片用盐、胡椒粉、料酒、葱花、姜腌渍 15 分钟，加入蛋清、淀粉上浆，再倒入适量的油锁住水分，备用。黄豆芽洗净，豆腐皮切丝，备用。

② 锅中烧水，加入适量的盐，将黄豆芽、豆腐皮焯水，捞出备用。

③ 热锅入油，加姜蓉、蒜蓉、黄灯笼酱炒香，加入适量的水，开锅后加入鱼片，大火烧开 2 分钟，将蔬菜放入锅中煮熟。放盐、浓缩鸡汁、鸡精、胡椒粉调味。

④ 将锅中鱼片及蔬菜捞出放入汤碗中，再将汤汁浇在鱼片上，放几粒花椒，另起锅烧热油，将热油泼在花椒上即可。

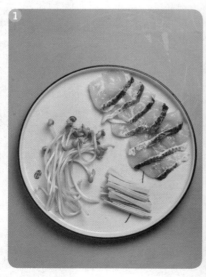
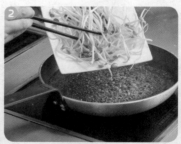
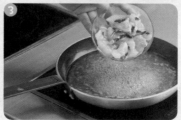

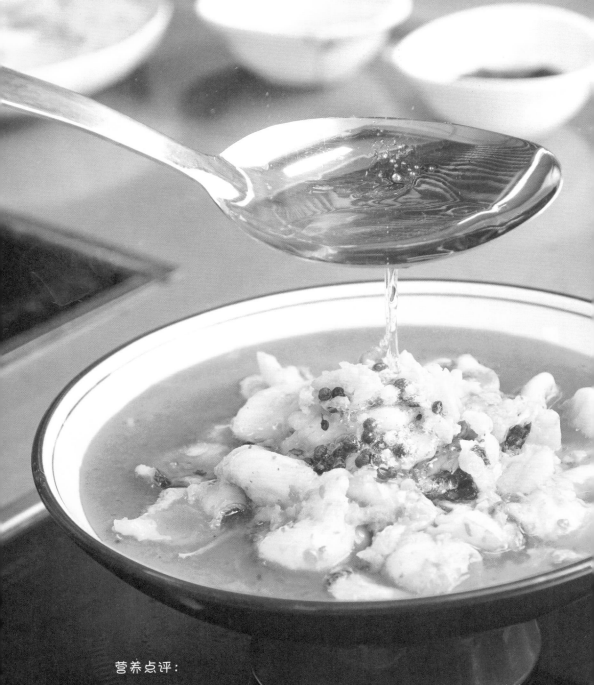

营养点评:

    鱼类蛋白质含量高,且吸收率也较高,同时富含维生素A、钾、硒等营养素,经常食用鱼类有益儿童的生长发育。鱼片在切配过程中要剔除鱼刺,这样可以减少儿童误食鱼刺的风险。鱼片在制作时可蘸点淀粉,这样不仅可以锁住鱼肉里面的营养,也让鱼肉更加细腻滑嫩。这道菜因加了黄灯笼酱会有点辣,根据儿童对辣的接受程度适当调配辣酱的用量。

· 炝拌双笋 ·

原料：

青笋、竹笋、胡萝卜、水发木耳、盐、白糖、花椒油、鸡精。

制作方法：

① 青笋、竹笋、胡萝卜、木耳切丝，备用。

② 锅中放水烧开，将切好的竹笋丝、胡萝卜丝、木耳丝放入锅中
　焯水，断生后捞出过凉，沥干水分，备用。

③ 在所有食材中加入盐、鸡精、白糖、花椒油，拌匀即可装盘。

营养点评：

青笋是一种低热量且营养价值较高的蔬菜，青笋中钾的含量丰富，每100
克青笋钾含量约为212毫克。青笋质地细嫩，生吃热炒均适宜，这道炝拌双笋
用青笋搭配竹笋、木耳和胡萝卜，成菜闻着清香，入口清脆，色鲜味美。

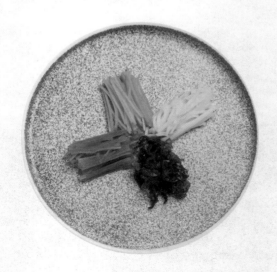

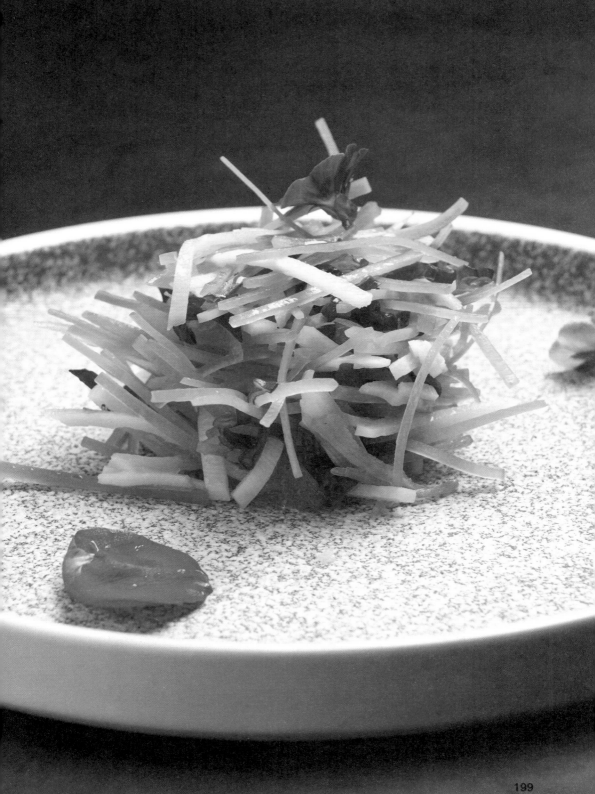

· 香干肉丁 ·

原料：

里脊肉、五香豆干、香菇、青笋、葱末、蒜末、红椒、盐、植物油、蛋清、水淀粉、鸡精、生抽、蚝油、老抽。

制作方法：

① 里脊肉、香菇、青笋切丁，五香豆干切成菱形小块，青笋煮熟，红椒切小丁，备用。

② 切好的里脊肉加盐、鸡精、蛋清、水淀粉上浆腌制备用。

③ 热锅入油，将腌好的肉丁、香菇、豆干滑油盛出备用。

④ 另起锅，烧热放油，放入葱末、蒜末、红椒丁炒香，倒入滑好油的香菇、豆干、肉丁、青笋一起翻炒，加入蚝油、盐、鸡精、生抽、老抽翻炒均匀即可出锅。

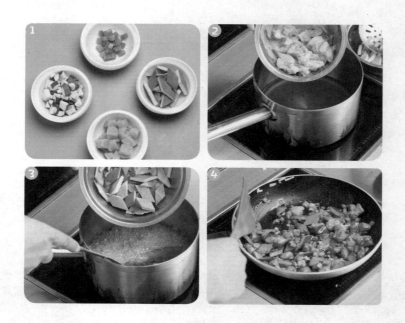

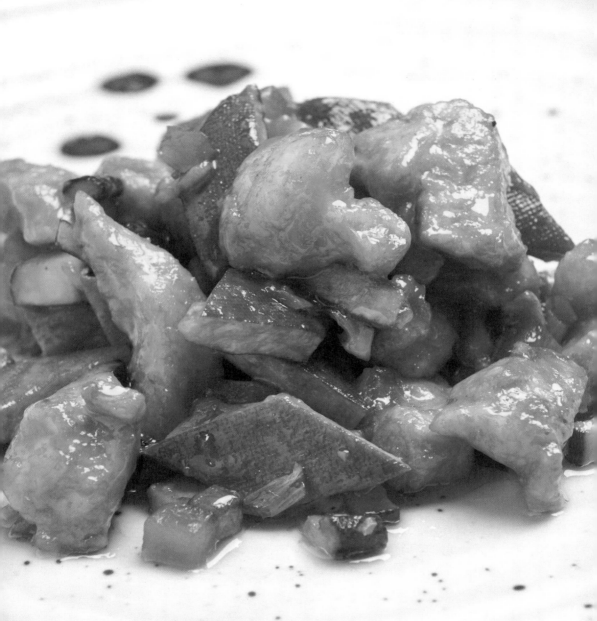

营养点评：

　　豆腐干是豆腐的半干制品，富含蛋白质和钙，特别是钙的含量极为丰富，每 100 克豆腐干含钙量达到约 308 毫克，超过其他豆制品。猪瘦肉富含优质蛋白，与豆干搭配，起到很好的蛋白质互补作用，提高了菜品的营养价值。

· 南瓜烧鸡块 ·

原料:

鸡腿肉、南瓜、葱段、姜片、植物油、鸡精、盐、生抽、蚝油、老抽。

制作方法:

① 南瓜去皮洗净,切成滚刀块,鸡腿肉去骨切成块,备用。

② 热锅入油,将鸡腿肉炒至八分熟,再将南瓜倒入锅中炒至断生,备用。

③ 另起锅入油,下葱段、姜片炒香,将南瓜和鸡腿肉一起下锅,加入生抽、蚝油、老抽、盐、鸡精,加开水没过食材,大火烧开后改小火慢炖至入味,最后收汁即可装盘。

营养点评:

南瓜含有丰富的维生素、膳食纤维、叶黄素,以及钙、镁、磷、钾等矿物质。鸡肉富含蛋白质和矿物质,营养价值很高,有助于增强身体免疫力,促进肌肉生长发育。南瓜和鸡肉是北方秋冬季菜谱的典型搭配之一,无须复杂的烹调,只需简单焖制即可。该菜肴色泽鲜艳、营养丰富,深受儿童喜爱。

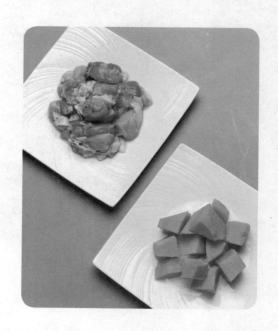

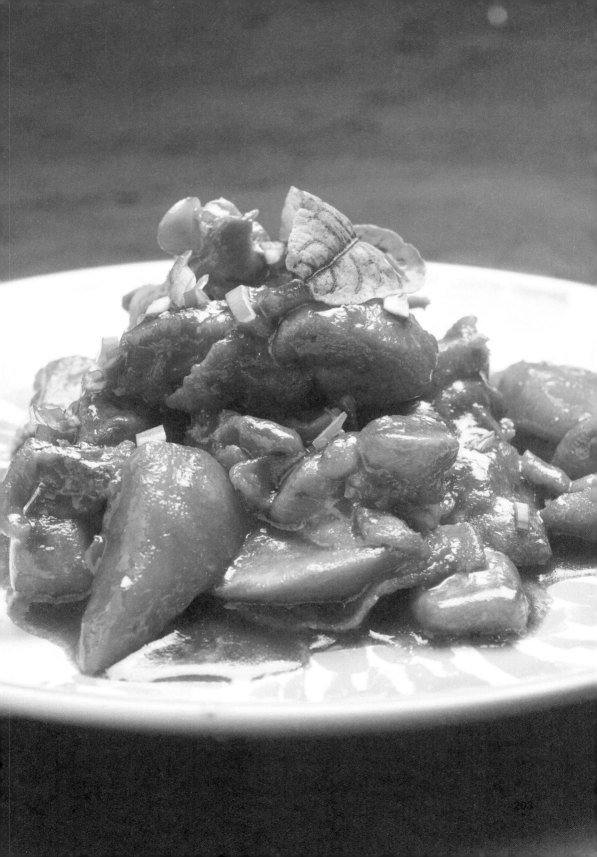

· 橙味鸭胸肉 ·

原料：

鸭胸肉、洋葱、圣女果、植物油、盐、鸡精、生抽、蚝油、白糖、橙汁。

制作方法：

① 鸭胸肉切菱形花刀，加盐、洋葱、橙汁腌制。

② 热锅入油，将鸭胸肉煎至两面金黄。

③ 倒入由橙汁、白糖、水、鸡精调好的料汁，炖煮5分钟，大火收汁，切厚片装盘即可。

营养点评：

鸭肉与鸡肉营养相仿，富含优质蛋白、维生素E和B族维生素，鸡、鸭、鹅等禽肉类的脂肪有一半左右是不饱和脂肪，这一点优于猪、牛、羊等畜肉。其蛋白纤维短，比较好咀嚼，也很好消化，适合正在生长发育中的儿童。橙味鸭胸肉借鉴法式烹饪方式，经腌制入味后再煎制，口感会更加鲜嫩可口。

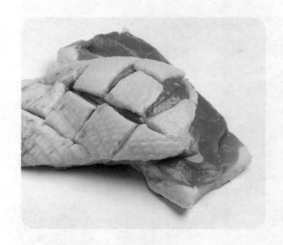

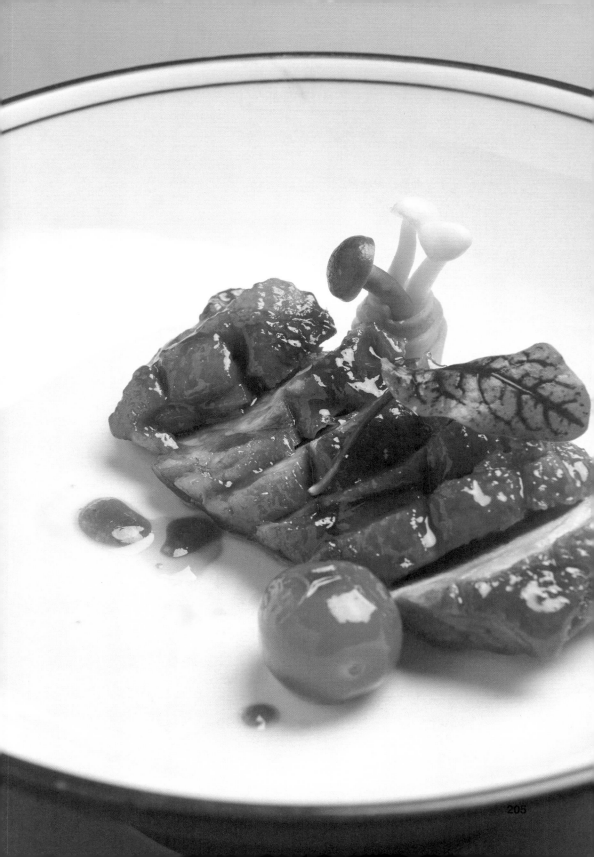

· 芝士焗海虾 ·

原料：

海虾、芝士、海盐、黑胡椒。

制作方法：

① 海虾洗净，脊背切开，用刀背将虾肉稍微剁散。

② 虾肉撒上少许海盐、黑胡椒，铺上少许马苏里拉芝士，入烤箱200℃烤10分钟即可。

营养点评：

海虾是典型的高蛋白、低脂肪食材，每100克虾肉约含蛋白质16.8克、脂肪0.6克，还富含钙、铁、锌、钾等。虾背黑色的虾线是虾的肠道，里面黑乎乎的东西是还没有消化的食物，个头稍大的海虾，建议去掉虾线，以免影响口感。如果没有去除也不要紧，高温烹煮后灭菌，不必担心食用安全问题。

另外，虾类含有甘氨酸，这种氨基酸的含量越高，虾的甜味就越高。

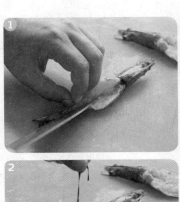
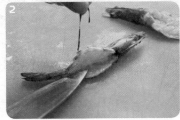
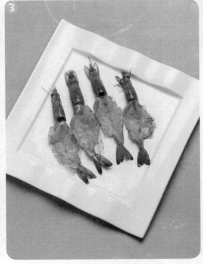

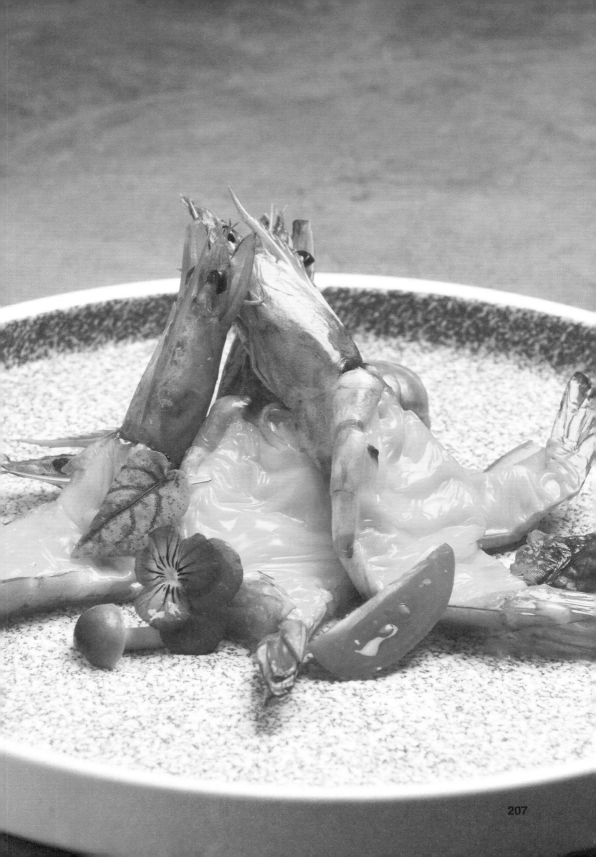

· 素罗宋汤 ·

原料：

西红柿、西芹、包菜、番茄沙司、盐、鸡精、植物油。

制作方法：

① 西红柿洗净切丁，西芹、包菜洗净切成条状，备用。

② 热锅入油，加入番茄沙司炒香，加水烧开，将改好刀的西红柿、西芹、包菜放入汤中煮软，加入盐、鸡精调味即可。

营养点评：

素罗宋汤含有丰富的番茄红素、胡萝卜素、叶酸等，口感酸中带甜，甜中飘香，肥而不腻，鲜滑爽口。

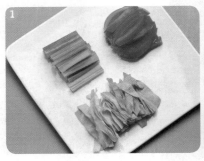
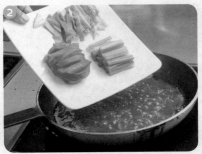

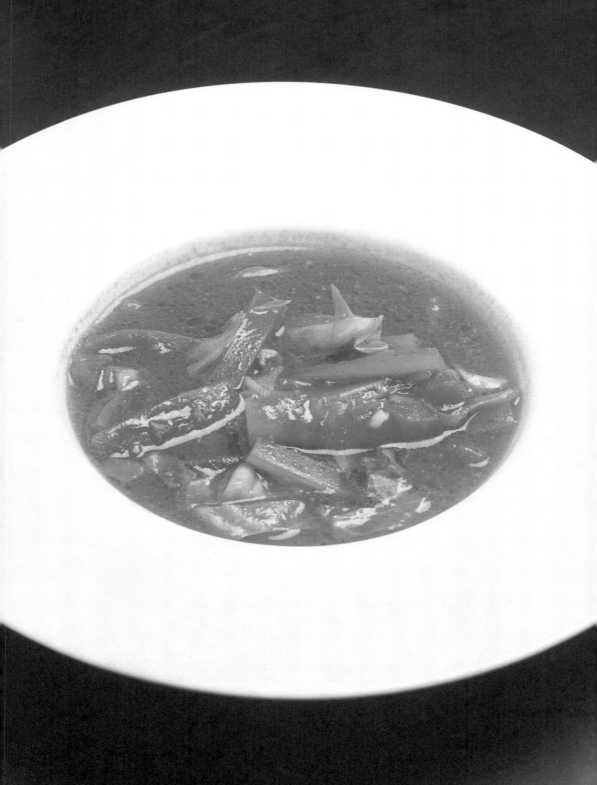

· 煎豆皮金针菇 ·

原料:

豆腐皮、金针菇、植物油、油醋汁。

制作方法:

① 豆腐皮切成长方形,以能包裹住金针菇为宜。

② 金针菇洗净去根、切散,备用。

③ 用豆腐皮把金针菇一个一个卷起来,并用牙签固定,备用。

④ 卷好的豆腐皮卷放入锅中煎熟,装盘淋上油醋汁即可。

营养点评:

　　金针菇味道鲜美,营养丰富,很多人把金针菇称为"益智菇"。金针菇含有丰富的膳食纤维和钾,每 100 克金针菇钾的含量约为 195 毫克。金针菇适合凉拌、炝、炒、炖、煮等多种烹饪方式。煎豆皮金针菇的做法深受儿童喜爱,当柔软的豆皮与爽口的金针菇结合,低脂多纤维,轻轻煎熟,金针菇的风味和香气会更加浓郁。

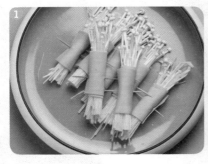
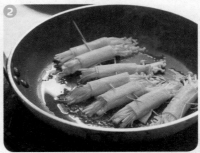

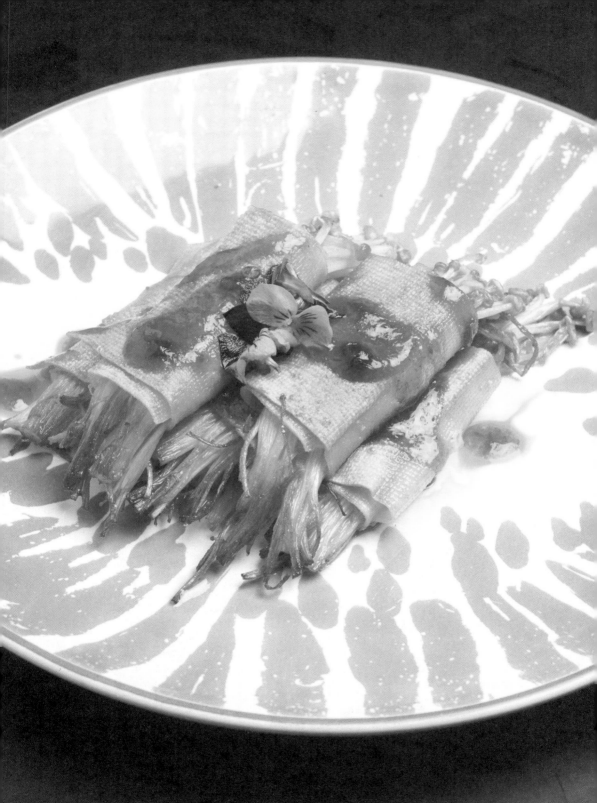

· 麻酱秋葵虾球 ·

原料：

秋葵、海虾、芝麻酱、盐。

制作方法：

① 将海虾洗净去壳，取虾仁，背部开刀，备用。将芝麻酱加水、盐调成酱汁。

② 秋葵洗净切成菱形块，备用。

③ 虾仁、秋葵焯水过凉，备用。

④ 焯好水的秋葵、虾仁跟调好的麻酱汁拌匀装盘即可。

营养点评：

秋葵外表翠绿，长得像羊犄角，所以也叫羊角菜。秋葵的营养十分丰富，含有较高的膳食纤维、钾、镁和钙，吃起来口感顺滑。而虾的蛋白质含量非常丰富，是优质的动物蛋白，且虾的肉质鲜嫩、营养价值很高，搭配秋葵一起烹饪不仅色彩漂亮，还具有很好的营养互补作用。

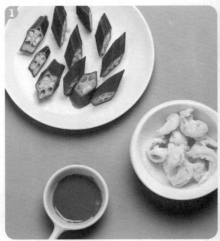
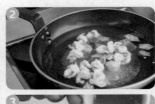
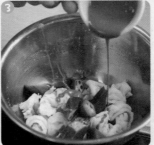

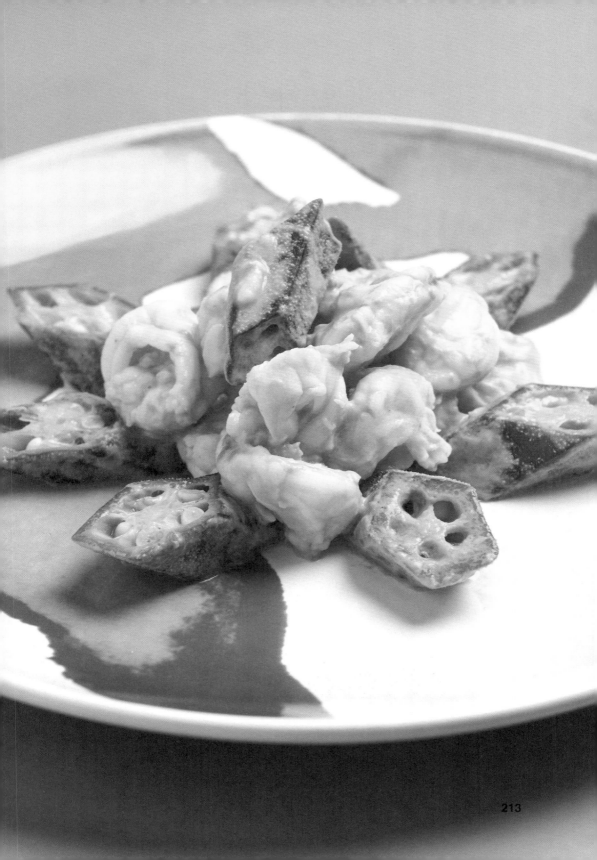

· 烤三文鱼 ·

原料：

三文鱼、黑胡椒、植物油、盐。

制作方法：

① 三文鱼切成厚片，用黑胡椒和盐腌制 15 分钟。

② 烤盘铺上锡纸，将腌好的三文鱼涂上一层油，烤箱 180℃ 烤 8 分钟后拿出装盘即可。

营养点评：

三文鱼在营养方面有四大特点：一是蛋白质含量高；二是含有丰富的 DHA 和 EPA；三是胆固醇含量低；四是氨基酸种类丰富，味道更为鲜美。

不过，无论野生三文鱼还是养殖三文鱼，均存在寄生虫的风险，为了安全起见，建议做熟后再给孩子食用。

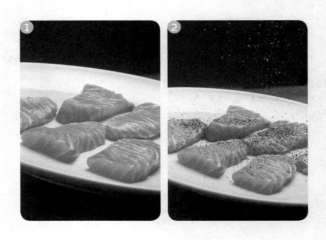

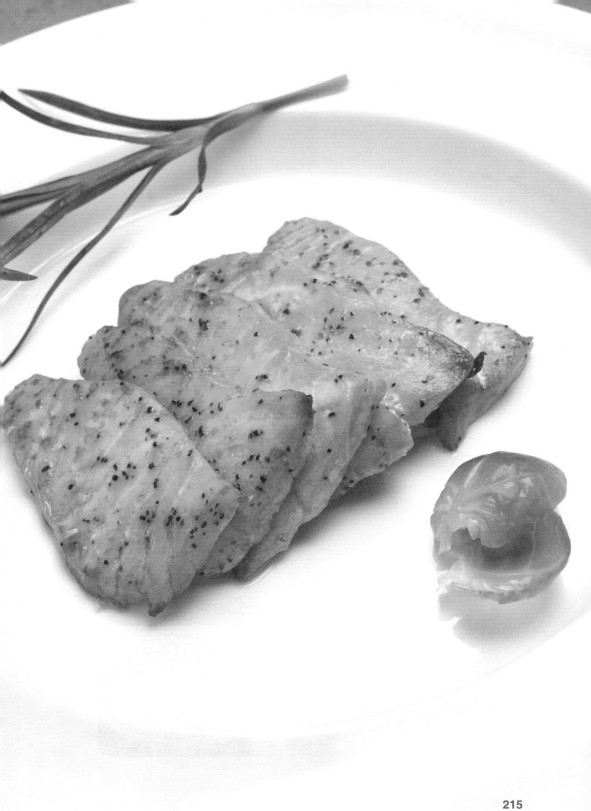

215

· 芹菜炒香干 ·

原料:

西芹、香干、植物油、盐、葱末、姜片、鸡精。

制作方法:

① 西芹洗净切成条状，焯水备用，香干切成条状，备用。

② 热锅入油，葱末、姜片爆锅，放入西芹、香干翻炒，加入盐、鸡精翻炒均匀即可出锅装盘。

营养点评:

芹菜中含有丰富的膳食纤维、胡萝卜素和 B 族维生素，同时钙、磷等矿物质含量也较高。香干则含有大量蛋白质、维生素 A、B 族维生素、碳水化合物、钙、磷、铁、镁、锌等多种人体所需的营养素。西芹炒香干是常见的家常菜，西芹中丰富的膳食纤维和各种维生素与豆干中的优质植物蛋白互补，口味清淡，既营养又下饭。

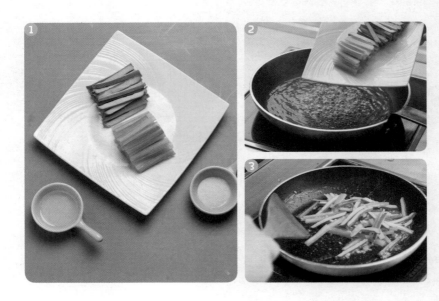

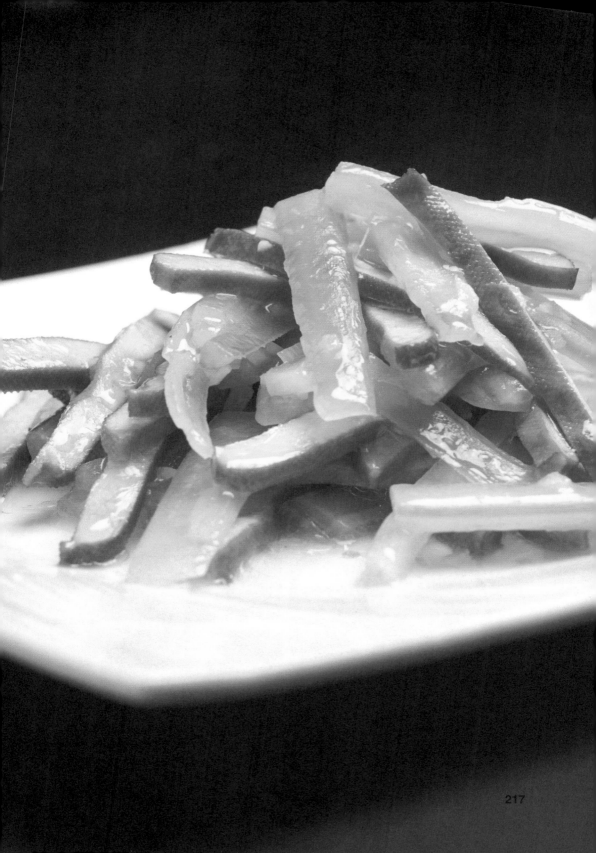

· 鱼香肉丝 ·

原料:

里脊肉、木耳、胡萝卜、红椒、葱末、姜末、蒜末、蛋清、植物油、盐、白糖、鸡精、生抽、老抽、陈醋、淀粉、郫县豆瓣酱、泡椒酱。

制作方法:

① 里脊肉、木耳、胡萝卜、红椒切丝,备用。

② 里脊肉丝用水淀粉和蛋清上浆腌制。

③ 起锅,将里脊肉滑油至熟,备用。

④ 另起锅入油,下葱末、姜末、蒜末炒香,加入泡椒酱、郫县豆瓣酱炒出红油。

⑤ 将胡萝卜丝、木耳丝、红椒丝、肉丝下锅翻炒,加盐、白糖、鸡精、生抽、老抽、陈醋调味,翻炒均匀后淋水淀粉勾芡即可出锅。

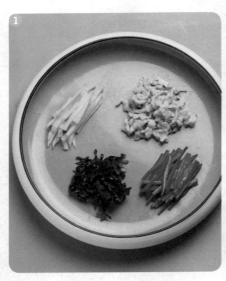

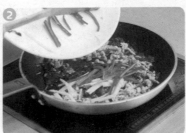

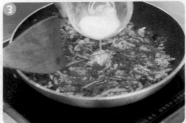

营养点评：

　　鱼香肉丝用到的原材料很丰富，其中猪肉含有丰富的优质蛋白，胡萝卜里含有丰富的 β- 胡萝卜素和维生素 A，木耳中铁和维生素 K 的含量十分丰富。这道菜在制作过程中加入糖和醋调味，因此其口感酸甜可口。为学龄儿童烹饪时，注意不要添加过多的调味料和香辛料，也尽量减少食用油和糖的使用量。

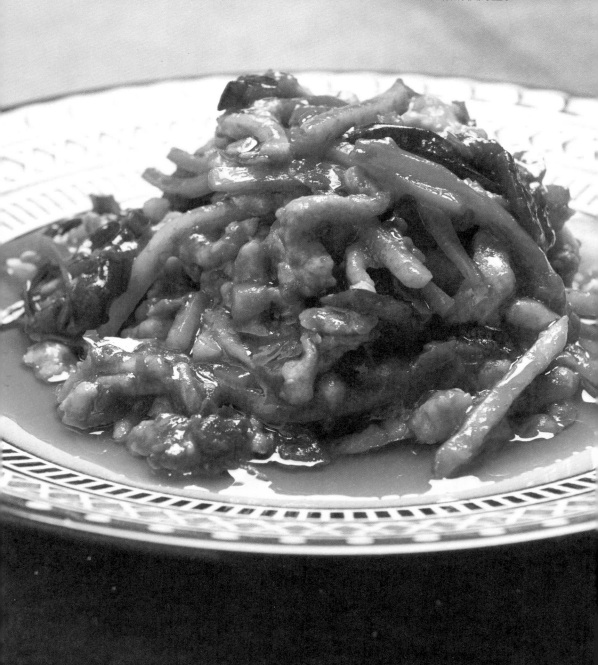